Krank, was tun?

Achim Barmeyer

Krank, was tun?

Vom ersten Symptom über
Arztsuche, Lohnfortzahlung
bis Kur – ein Wegweiser

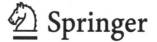

Achim Barmeyer
Klinik für Kardiologie,
Internistische Intensivmedizin &
Notfallmedizin
Klinikum Dortmund
Dortmund, Nordrhein-Westfalen
Deutschland

ISBN 978-3-662-61627-7   ISBN 978-3-662-61628-4   (eBook)
https://doi.org/10.1007/978-3-662-61628-4

Die Deutsche Nationalbibliothek verzeichnet diese Publikation in der Deutschen Nationalbibliografie; detaillierte bibliografische Daten sind im Internet über http://dnb.d-nb.de abrufbar.

CR by: deblik Berlin

Planung/Lektorat: Anna Kraetz
Springer ist ein Imprint der eingetragenen Gesellschaft Springer-Verlag GmbH, DE und ist ein Teil von Springer Nature.
Die Anschrift der Gesellschaft ist: Heidelberger Platz 3, 14197 Berlin, Germany

Vorwort

Noch ein Ratgeber für Patienten, wer braucht den denn noch? Diese Frage wird sich der Eine oder Andere stellen, wenn er sich die unzähligen Ratgeber in den Abteilungen „Medizin" der Buchläden anschaut.

Jeder hat vielleicht schon als Patient einmal nicht gewusst wie es weitergeht, wo man sich informieren kann oder welchen Arzt man konsultieren soll. Bei meiner Arbeit als Arzt werde ich immer wieder zu den verschiedensten Dingen rund um das Thema „gesund werden" befragt. Dabei fiel mir auf, dass für diejenigen Patienten, welche nach Möglichkeiten der Orientierung im Gesundheitssystem und nach Information für den Weg zu ihrer Genesung suchen, eine literarische Lücke besteht.

Dieser Ratgeber ist eher ein Wegweiser. Damit möchte ich allen Erkrankten, die ihr Schicksal aktiv in die Hand nehmen wollen, eine praktische Orientierungshilfe mit Handlungsvorschlägen geben. In dieses Vorhaben sind viele persönliche Erfahrungen eingeflossen, die ich im

Laufe meines (Berufs-) Lebens gesammelt habe. Ich hoffe, mit meinen Vorschlägen dem einen oder anderen Patienten den Weg zur Wiedererlangung der eigenen Gesundheit zu erleichtern.

Dortmund   Achim Barmeyer
im Frühjahr 2020

Inhaltsverzeichnis

1 Ich fühle mich schlecht – bin ich krank?   1
1.1   Was bedeutet Gesundheit, was
      Krankheit?   2
1.2   Empfindet jeder Mensch Krankheit
      gleich?   3

2 Ich bin krank – wie komme ich zur
  richtigen Diagnose?   7
2.1   Was macht der Arzt mit mir?   9
      2.1.1   Anamnese   10
      2.1.2   Körperliche Untersuchung   14
      2.1.3   Laboruntersuchungen   17
      2.1.4   Apparative Untersuchungen   18
      2.1.5   Ärztliche Aufklärung   21
2.2   Erster Ansprechpartner: Der
      Allgemeinarzt (Hausarzt)   25
2.3   Zweiter Ansprechpartner: Der
      organspezifische Facharzt   27

2.4   Dritter Ansprechpartner: Die
         Fachabteilung der Klinik   29
2.5   Vierter Ansprechpartner: Die
         Schwerpunktabteilung   30
2.6   Wie finde ich den für mich besten
         Arzt?   33
2.7   Wie finde ich die für mich beste
         Abteilung?   38
2.8   Wie hilft mir das Internet weiter?   43
2.9   Wie gewinne ich Sicherheit, dass ich
         das Richtige tue? – Die zweite
         Meinung   47
         2.9.1   Was muss ich bei der
                 Entscheidung für eine
                 Behandlung beachten?   47
         2.9.2   Kann ich die Empfehlung
                 meines Arztes kontrollieren
                 lassen?   49
2.10   Die seelische Verfassung nach Erhalt
         der Diagnose – soll ich mich sorgen
         oder kann ich hoffen?   52
Literatur   54

**3   Meine Diagnose ist geklärt – wie geht es
     weiter?**   55
3.1   Der behandelnde Arzt   56
3.2   Die behandelnde Klinik   58
         3.2.1   Wie bekomme ich Kontakt
                 zu der Klinik meiner Wahl?   59
3.3   Der Arbeitsplatz   61
         3.3.1   Anzeige und Nachweis der
                 Arbeitsunfähigkeit   61
         3.3.2   Die Lohnfortzahlung   62
         3.3.3   Krankheitsbedingte
                 Kündigung   63

3.4   Die Krankenversicherung   65

     3.4.1   Die gesetzliche Krankenkasse   69

     3.4.2   Die private Krankenversicherung   70

     3.4.3   Die Beihilfe   72

     3.4.4   Das Krankengeld   72

     3.4.5   Das Krankentagegeld   73

     3.4.6   Das Krankenhaustagegeld   75

3.5   Die seelische Verfassung bei schwerwiegenden und chronischen Erkrankungen- wie gehe ich damit um?   75

Literatur   81

4   Die Behandlung – wann geht es mir endlich besser?   83

4.1   Compliance – soll ich die Vorschläge des Arztes stets umsetzen?   86

4.2   Die seelische Verfassung bei der Behandlung – wie komme ich wieder auf den Berg?   90

Literatur   94

5   Was hilft mir noch weiter?   95

5.1   Familie und Freunde   96

5.2   Psychotherapie   98

5.3   Alternative Heilmethoden   99

5.4   Physikalische Therapie   105

5.5   Selbsthilfegruppen   107

5.6   Beschäftigung/Hobby   108

5.7   Spiritualität/Religion   112

6   Was kommt nach der ersten Behandlung?   113

6.1   Nachfolgebehandlung   114

6.2   Kontrolltermine   115

6.3   Anschlussrehabilitation/Rehabilitation   116
        6.3.1   Anschlussrehabilitation   116
        6.3.2   Rehabilitation   121

7   **Was passiert, wenn ich mich nicht mehr äußern kann?**   125
7.1   Gesundheitsvollmacht   127
7.2   Betreuungsverfahren   131
7.3   Patientenverfügung   133

8   **Ich habe das Gefühl, da ist was schiefgelaufen, wie erhalte ich Gewissheit?**   137
8.1   Außergerichtliche Einigung   141
8.2   Gerichtliche Klärung   144

9   **Wie kann ich mit der Erkrankung leben?**   147
9.1   Wie gehe ich mit körperlichen Einschränkungen um?   148
9.2   Alltag und Freizeit   150
9.3   Arbeit und Beruf   153
        9.3.1   Wann muss ich meine Erkrankung im Arbeitsleben anzeigen?   154
        9.3.2   Welche Hilfen kann ich am Arbeitsplatz erhalten?   155
9.4   GdS, GdB, MdE, was bedeutet das?   157

Anhang: Liste nützlicher Internetadressen   161

Stichwortverzeichnis   165

1

Ich fühle mich schlecht – bin ich krank?

Inhaltsverzeichnis

1.1 Was bedeutet Gesundheit, was Krankheit? 2
1.2 Empfindet jeder Mensch Krankheit gleich? 3

In diesem Kapitel erfahren Sie, dass Sie selbst definieren, ob Sie krank sind.

Es kann langsam und schleichend oder rasch und akut geschehen. Es kann in jedem Lebensalter und in jeder Lebenssituation eintreten. Es kann ein einzelnes Körperteil betreffen oder den ganzen Körper. Es kann sich harmlos anfühlen oder eine lebensbedrohliche Panik erzeugen. Es kann ein bekanntes Gefühl sein oder etwas völlig Neues. Es kann einem selbst auffallen oder zunächst von Anderen bemerkt werden. Es ist das Gefühl, dass etwas nicht

© Der/die Herausgeber bzw. der/die Autor(en), exklusiv lizenziert durch Springer-Verlag GmbH, DE, ein Teil von Springer Nature 2020
A. Barmeyer, *Krank, was tun?*,
https://doi.org/10.1007/978-3-662-61628-4_1

stimmt, das Gefühl, dass es sich nicht normal anfühlt, das Gefühl, dass einem etwas fehlt, das Gefühl, dass man krank ist.

1.1 Was bedeutet Gesundheit, was Krankheit?

Jeder Mensch kennt das Gefühl von Krankheit. Dabei ist die Definition von Krankheit je nach Sichtweise sehr unterschiedlich. Krankheit erscheint als Gegenteil von Gesundheit.

Die Weltgesundheitsorganisation (WHO) definiert Gesundheit folgendermaßen:

> „Gesundheit ist der Zustand des vollständigen körperlichen, geistigen und sozialen Wohlergehens."

Diese umfassende Definition bezeichnet eigentlich einen paradiesischen, völlig sorgenfreien Zustand, welchen nur Wenige von uns jemals erreichen werden. Das bedeutet jedoch, dass Menschen, die diesen Zustand nicht erreichen, krank sind. Für die Definition „Krankheit" braucht es also noch etwas mehr als fehlendes absolutes Wohlergehen.

Im versicherungsrechtlichen Sinne ist Krankheit folgendermaßen definiert:

> „Ein regelwidriger Körper- oder Geisteszustand, der die Krankenbehandlung notwendig macht" (§ 120 Allgemeines Sozialversicherungsgesetz).

Eine Krankenbehandlung ist in der Regel dann notwendig, wenn der Betroffene einen Leidensdruck verspürt. Dabei kann dieser Leidensdruck sowohl körperlicher als auch geistiger Art sein.

Ein Betroffener, welcher aufgrund einer Magenschleimhautentzündung Schmerzen verspürt, ist ebenso behandlungsbedürftig wie ein Patient, welcher Panikattacken im Rahmen einer Angsterkrankung durchmachen muss. Eine Krankenbehandlung kann allerdings auch ohne aktuellen Leidensdruck dann notwendig werden, wenn der weitere Verlauf der Erkrankung erfahrungsgemäß diesen Leidensdruck erst schaffen wird. In der Frühphase von Krebserkrankungen kommt es häufig vor, dass der Betroffene noch nichts verspürt. Eine Behandlung ist dann aufgrund der zu erwartenden Verschlechterung bereits in diesem Stadium dringend angezeigt.

Somit ist Leiden ein zentraler Bestandteil von Krankheit, sei es bereits bestehend oder sei es mit hoher Wahrscheinlichkeit in Zukunft auftretend.

Krankheit muss dabei von einer Befindlichkeitsstörung abgegrenzt werden. Ist der Leidensdruck ohne nachweisbaren organischen oder psychogenen Hintergrund gering und die Rückbildung des Leidens zu erwarten, so ist eher von einer Befindlichkeitsstörung als von einer Krankheit zu sprechen.

1.2 Empfindet jeder Mensch Krankheit gleich?

Die Crux bei dieser Definition von Leiden ist allerdings, dass Leiden nicht messbar ist. Leiden hat vielfältige Facetten und ist von einer Menge Faktoren abhängig. Eine

Vielzahl unterschiedlicher körperlicher und psychischer Sensationen können leidvoll wahrgenommen werden: Schmerzen, Übelkeit, Schwindel, Kältegefühl, Hitzegefühl, Krämpfe, Kribbelgefühle, Angst, Erregung, Schläfrigkeit und Trauer, um nur einige zu nennen.

Dabei ist die subjektive Empfindung jeder einzelnen Sensation von Mensch zu Mensch unterschiedlich. Jeder weiß, dass manche Menschen Schmerzen besser als andere ertragen können. Ebenso ist die Art wie Angst oder Bedrohung empfunden wird, von Mensch zu Mensch unterschiedlich und gleichermaßen von vielen Faktoren wie Veranlagung, soziokulturellem Hintergrund, Geschlecht und Alter abhängig. Die Beurteilung von Leiden ist für Außenstehende zusätzlich dadurch erschwert, dass jeder Mensch ein unterschiedliches Ausdrucksmuster seiner inneren Welt hat. So beklagt der eine Patient seine Beschwerden wortreich und in den schillerndsten Farben. Ein anderer Patient dagegen gibt sich eher wortkarg und berichtet nur über seine Hauptbeschwerde.

Weiterhin bestehen erhebliche kulturelle Unterschiede im Ausdruck von Gefühlen: Trauer wird in nördlichen Ländern eher still erduldet, während sie in südlichen Ländern durch lautes Wehklagen ausgedrückt wird. Diese ganze Vielfalt von Faktoren, welche das Leiderleben prägen, macht eine objektive Messung der Stärke des Leidens unmöglich. Man ist daher auf die subjektive Einschätzung des Leiderlebens durch den Betroffenen selbst angewiesen.

Daraus ergibt sich eine subjektive Definition von Krankheit:

> Wenn Sie sich krank fühlen, sind Sie krank!

Meiner Meinung nach ist das eigene Krankheitserleben das Hauptkriterium für die Definition von Krankheit. Daher kann sich nur der Kranke selbst als krank definieren. Nur Sie als Kranker stellen fest, ob Sie krank sind oder nicht.

Eine Ausnahme von dieser subjektiven Definition bildet die Entdeckung von Krankheitsprozessen, welche bisher noch keine Beschwerden verursacht haben, in Zukunft aber verursachen werden, wie die zufällige Entdeckung einer beginnenden Krebs- oder einer Bluthochdruck-erkrankung. Jeder Zustand, welcher Ihnen Leiden verursacht, sollte für Sie Krankheit bedeuten und muss als solche behandelt werden.

2

Ich bin krank – wie komme ich zur richtigen Diagnose?

Inhaltsverzeichnis

2.1 Was macht der Arzt mit mir? 9
    2.1.1 Anamnese. 10
    2.1.2 Körperliche Untersuchung 14
    2.1.3 Laboruntersuchungen. 17
    2.1.4 Apparative Untersuchungen 18
    2.1.5 Ärztliche Aufklärung 21
2.2 Erster Ansprechpartner:
    Der Allgemeinarzt (Hausarzt). 25
2.3 Zweiter Ansprechpartner:
    Der organspezifische Facharzt. 27
2.4 Dritter Ansprechpartner:
    Die Fachabteilung der Klinik 29
2.5 Vierter Ansprechpartner:
    Die Schwerpunktabteilung. 30
2.6 Wie finde ich den für mich besten Arzt? 33
2.7 Wie finde ich die für mich beste Abteilung? 38
2.8 Wie hilft mir das Internet weiter? 43

© Der/die Herausgeber bzw. der/die Autor(en), exklusiv lizenziert
durch Springer-Verlag GmbH, DE, ein Teil von Springer Nature 2020
A. Barmeyer, *Krank, was tun?*,
https://doi.org/10.1007/978-3-662-61628-4_2

2.9   Wie gewinne ich Sicherheit, dass ich
das Richtige tue? – Die zweite Meinung 47

2.9.1   Was muss ich bei der Entscheidung
für eine Behandlung beachten? 47

2.9.2   Kann ich die Empfehlung meines
Arztes kontrollieren lassen? 49

2.10   Die seelische Verfassung nach Erhalt der
Diagnose – soll ich mich sorgen oder kann ich
hoffen? 52

Literatur 54

In diesem Kapitel erfahren Sie, über welche Wege Sie zu einer Diagnose gelangen und wie Sie damit umgehen können.

Die Behandlung einer Erkrankung übernimmt in unserem Kulturkreis in der Regel ein Arzt. Manche Menschen entschließen sich jedoch, zunächst andere Therapeuten etwa Heilpraktiker oder Osteopathen aufzusuchen. Für alle Therapeuten gilt jedoch das Gleiche: Sie als Betroffener haben die Deutungshoheit darüber, ob Sie krank sind oder nicht. Die Aufgabe des Therapeuten ist es, herauszufinden, welche Art von Erkrankung Sie haben und wie diese zu behandeln ist.

Es kommt nicht selten vor, dass eine Erkrankung schwierig zu erkennen ist. Das kann unterschiedliche Gründe haben. So stellen sich gleichartige Erkrankungen bei jedem Patienten unterschiedlich dar und verlaufen durchaus nicht immer typisch. Ebenso können Erkrankungen bisweilen sehr unspezifische, nicht richtungsweisende Symptome erzeugen. Es kommt aber auch vor, dass seltene Erkrankungen kaum bekannt sind und dadurch große diagnostische Schwierigkeiten bereiten. Schließlich hat jeder Patient eine unterschiedliche innere Wahrnehmung und berichtet über Symptome, die ihm am belastendsten erscheinen, jedoch diagnostisch in die Irre führen können.

Beispiel

Eine junge Patientin kam in schlechtem Zustand in die Notaufnahme und klagte über Bauchschmerzen, Übelkeit und Erbrechen. Sie war schweißnass, zittrig und hatte eine beschleunigte Herzfrequenz. In den Laboruntersuchungen waren einzelne Blutwerte nur gering und nicht diagnoseweisend verändert. Sie wurde zunächst auf einen Magen-Darm-Infekt hin behandelt. Erst als sie nochmals genauer befragt wurde, berichtete sie, dass sie seit Monaten Gewicht abgenommen habe und sich zunehmend schwach fühle. Daraufhin wurden zusätzliche Laboruntersuchungen angeordnet, und nun konnte eine Überfunktion der Schilddrüse festgestellt werden, die für alle Symptome verantwortlich war.

Die Patientin hatte zunächst über unspezifische Symptome berichtet, die sie persönlich am belastendsten empfand, sodass der Arzt aufgrund der von der Patientin geschilderten Symptome zunächst auf die falsche Fährte geführt wurde. Man erkennt daraus, dass das erste Gespräch zwischen Therapeut und Patient sowohl der Schlüssel für eine korrekte Diagnosefindung, aber auch für eine Fehlleitung sein kann. Jede Therapeutengruppe hat ihre eigene Methodik, um einer Krankheit auf die Spur zu kommen. Da die überwiegende Mehrheit aller Patienten jedoch zunächst einen Arzt aufsucht, soll an dieser Stelle nur die ärztliche Methode der Abklärung vertieft werden.

2.1 Was macht der Arzt mit mir?

Zum ärztlichen Handwerk gehört die Technik der Diagnosefindung. Dabei geht der Arzt strukturiert Schritt für Schritt vor, um für die Erkennung der Erkrankung die verschiedenen Informationen zusammenzusetzen.

Man kann sich die Diagnosefindung in der Tat wie ein Puzzle vorstellen, dessen Teile man erst finden muss, bevor man sie zusammensetzen kann. Dafür hat der Arzt die Möglichkeit durch Befragung und Untersuchungen (Tab. 2.1) die sehr große Anzahl möglicher Erkrankungen auf die tatsächlich vorliegende Erkrankung einzugrenzen.

2.1.1 Anamnese

Der Arzt verschafft sich bei jeder Patientenvorstellung im Gespräch zunächst ein Bild über die subjektiv dargestellten Beschwerden des Patienten. Dafür befragt er den Patienten methodisch nach bestimmten Regeln. Diese Befragung nennt sich Anamnese. Neben der Orientierung des Arztes dient die Anamnese auch der Eingrenzung der infrage kommenden Diagnosen. Immer wenn mehrere Diagnosen für die Beschwerden infrage kommen, spricht man von Differenzialdiagnosen. Mithilfe der Anamnese

Tab. 2.1 Die Methoden der ärztlichen Diagnosefindung

Anamnese = Befragung	
Körperliche Untersuchung	Inspektion = Anschauen Palpation = Abtasten Perkussion = Abklopfen Auskultation = Abhören
Laboruntersuchungen	Blut, Urin, Stuhl, Nervenwasser, Flüssigkeiten aus Körperhöhlen, Gewebeproben u.a
Apparative Untersuchungen	Messungen (Größe, Gewicht, Temperatur, Blutdruck, Herzfrequenz, Sauerstoffsättigung, Herzströme, Nervenströme, Atemstoß, Augendruck, Gelenkbeweglichkeit u. a.) Bildgebung (Röntgen, Ultraschall, Kernspintomographie, nuklearmedizinische Messung, Mikroskopie u. a.)

kann Ihr Arzt maßgeblich die Wahrscheinlichkeit verschiedener Differenzialdiagnosen abwägen und danach die weiterführende Diagnostik ausrichten (Infobox). Eine gute Anamneseerhebung sollte sich immer in gleicher Weise abspielen. Sie wird mit einer offenen Fragestellung begonnen. Sie werden also beispielsweise als erstes gefragt, weswegen Sie als Patient kommen. Hier erhalten Sie als Erkrankter zunächst die Möglichkeit, frei und offen zu berichten, welches Ihre Beschwerden sind.

> **Infobox: Eingrenzen der Differenzialdiagnosen durch Tests**
>
> - Mit einem Test wird eine Hypothese (z. B. eine Differenzialdiagnose) auf Richtigkeit oder Falschheit überprüft.
> - Für die Auswahl des Tests ist es wichtig, die Wahrscheinlichkeit abzuschätzen, ob eine Diagnose richtig ist (= Prätestwahrscheinlichkeit).
> - Die Prätestwahrscheinlichkeit wird meist durch eine genaue Anamnese und Untersuchung abgeschätzt.
> - Je höher die Prätestwahrscheinlichkeit für das Vorliegen einer Diagnose ist, umso größer ist die Nützlichkeit des ausgewählten Tests.
> - Fällt der Test positiv aus erhöht sich die Wahrscheinlichkeit, dass die Diagnose richtig ist (= Posttestwahrscheinlichkeit). Fällt der Test negativ aus erniedrigt sich die Wahrscheinlichkeit, dass die Diagnose richtig ist.
> - Somit ist jede Untersuchung eines Patienten ein Test, welcher die Wahrscheinlichkeit abzuschätzen hilft, ob eine Diagnose vorliegt.

Dabei ist es extrem wichtig, dass Sie nicht nur Ihre aktuellen Beschwerden darstellen, sondern auch, was Sie im Vorfeld bereits an Auffälligkeiten bemerkt haben. Krankheiten entwickeln sich nämlich über die Zeit. Sie beginnen mit Symptomen, welche sich im Verlauf verändern oder auch wieder verlieren können, aber typisch sind und beim Auffinden der richtigen Diagnose helfen können.

> **Beispiel**
>
> Eine Blinddarmentzündung kann zunächst mit Schmerzen um den Bauchnabel herum beginnen, welche dann im Verlauf in den rechten Unterbauch wandern. Dieses Wandern der Schmerzen ist recht typisch und diagnoseweisend.

Daher ist es wichtig, dass solche Beschwerden, welche sich im Vorfeld bemerkbar gemacht haben, von Ihnen auch im Detail berichtet werden.

Neben dem **zeitlichen Verlauf von Beschwerden** sind Art und **Qualität der Beschwerden** diagnoseweisend. Schmerzen können brennend, stechend, drückend, pulsierend, kolikartig oder einschießend sein. Sie können an einem bestimmten Ort bestehen oder diffus empfunden werden. Übelkeit kann dauerhaft oder wellenförmig verlaufen. Juckreiz kann oberflächlich oder tiefer gelegen sein. Erst durch die genaue Beschreibung des **Charakters der Beschwerden** durch Sie kann der Arzt die Ursache der Beschwerden eingrenzen und auf ein bestimmtes Organsystem zurückführen. Ein brennender, ausstrahlender Schmerz weist beispielsweise eher auf eine Nervenstörung hin, während ein diffuser, dumpfer Schmerz eher Folge einer Störung eines inneren Organs ist.

Ein weiterer wichtiger Aspekt, den Sie dem Arzt berichten müssen, ist die **Intensität Ihrer Beschwerden.** Auch hieraus lassen sich Rückschlüsse über die Art der Erkrankung und die Ursache der Beschwerden ableiten.

Nachdem der Arzt Ihnen zunächst einige mehr allgemeine Fragen gestellt hat, um sich einen Eindruck von Ihrem Leiden zu verschaffen, wird er Ihnen zunehmend detailliertere Fragen stellen, welche kurze, präzisierende Antworten von Ihnen erfordern, um mögliche Verdachtsdiagnosen einzuschließen. Er tut dies, indem er zusätzlich zu den Symptomen, welche Sie ihm beschrieben haben, auch Symptome abfragt, welche auf bestimmte Erkrankungen hinweisen könnten. Um beim Beispiel der rechtsseitigen Unterbauchbeschwerden zu bleiben, wird der Arzt Ihnen Fragen nach dem Wasserlassen stellen, um eine Störung in den harnableitenden Wegen auszuschließen. Er wird nach dem Stuhlgang fragen, um eine eventuelle Darmstörung abzuklären. Er wird nach Vorwölbungen am Bauch beim Husten oder Pressen fragen, um nicht einen Bauchwandbruch zu übersehen. Er wird nach Fieber und Schüttelfrost fragen, um Hinweise auf eine mögliche Infektion zu erhalten. Diese Phase der Anamnese ist besonders wichtig für die Begrenzung der späteren weiterführenden Diagnostik.

> Die erste Erhebung der Anamnese einer unbekannten Erkrankung muss sehr ausführlich sein. Der Arzt ist verpflichtet, neben Ihren Beschwerden jeden Aspekt Ihrer Körperfunktionen abzufragen.

Hierzu gehört stets auch eine Befragung nach **Vorerkrankungen,** nach den sogenannten **vegetativen Funktionen** wie Verdauung, Wasserlassen, Sexualität, Schlaf, Appetit, Temperaturempfinden sowie die Einnahme von Medikamenten. Zusätzlich sollten **Aspekte Ihres Soziallebens** abgefragt werden: Familienstand, Erkrankungen der nächsten Verwandten, Beruf, Kinder, etc. Auch hier ist es wichtig, dass Sie alle Fragen so gut und präzise wie möglich beantworten und nicht aus Schamgefühl oder Scheu wichtige Fakten verschweigen. Jede Information ist ein Puzzlestein zur Erstellung der richtigen Diagnose. Wenn eine erste Befragung durch den Arzt zu oberflächlich und zu kurz ausfällt, erhöht sich das Risiko, dass der Arzt die Symptome einer komplexen Erkrankung nicht richtig deutet.

Manche Erkrankungen erschließen sich durch sogenannte Blickdiagnosen. Man erkennt sie vermeintlich auf den ersten Blick. Doch Vorsicht ist angebracht. Manche Blickdiagnosen können auf eine falsche Fährte lenken und den Blick auf eine komplexere Erkrankung verschleiern.

Beispiel

Eine typische Blickdiagnose ist das Erysipel (Wundrose), eine flächige bakterielle Infektion der Haut, welche an der typischen Rötung mit flammenförmigen Ausläufern, der Überwärmung und den Schmerzen erkennbar ist. Manchmal liegt einem Erysipel eine Zuckerkrankheit zugrunde, welche für die verminderte Infektabwehr der Haut verantwortlich ist und daher die Neigung zu Hautinfekten verstärkt. Das Erysipel ist somit in diesem Fall nur ein Symptom einer zugrunde liegenden komplexeren anderen Erkrankung.

Daher muss der Arzt auch bei Blickdiagnosen immer sein Augenmerk auf die Möglichkeit einer komplizierteren Erkrankung behalten. In diesem Sinne ist eine ausführliche Anamnese besonders hilfreich.

2.1.2 Körperliche Untersuchung

Auf die Anamnese folgt in der Regel die körperliche Untersuchung. Diese gehört zum Handwerk eines jeden Arztes und dient wie die Anamnese der allgemeinen Befunderhebung. Sie sollte beim ersten Arztkontakt bei einer unklaren Erkrankung immer gründlich durchgeführt werden. Bei der körperlichen Untersuchung wird der Körper in mehreren Schritten untersucht. Als erstes erfolgt die **Inspektion** (Betrachtung), bei welcher der Arzt Sie auf sichtbare körperliche Veränderungen hin untersucht.

Beispiel

Eine Erkrankung der Leber kann so unterschiedliche Veränderungen wie eine Gelbfärbung der Haut, Rotfärbung der Handflächen, typische weiße Nägel, sternförmige Gefäßzeichnungen am Rumpf, Glänzen der Zunge oder eine Vorwölbung des Bauches hervorbringen, Zeichen, welche der Arzt erkennen muss.

In einem zweiten Schritt erfolgt die **Palpation** (Abtasten) des Körpers. So kann zum Beispiel eine Vergrößerung der Leber getastet oder besondere Phänomene wie das „Schwirren" (Kribbelgefühl) der Schilddrüse bei starker Überfunktion gespürt werden. Auch das Ertasten des Pulses gehört zur Palpation.

Nach der Palpation erfolgt die **Perkussion** (Abklopfen). Hierbei kann beispielsweise eine Flüssigkeitsansammlung im Brustkorb erkannt werden, indem der Arzt die Veränderung des Klopfschalls am Rücken von oben nach unten prüft, ähnlich wie es die Winzer bei der Prüfung des Füllungszustandes von Weinfässern machen. Außerdem kann der Arzt durch die Perkussion die Grenzen unterschiedlicher Organe oder den Luftgehalt des Bauchraumes erkennen.

Nach der Perkussion erfolgt die **Auskultation** (Abhören) des Körpers. Organe wie Herz, Lunge oder Darm verursachen spezifische Töne und Geräusche, deren Veränderungen auf unterschiedliche Erkrankungen hindeuten können. So lassen sich Geräusche durch undichte oder eingeengte Herzklappen sowie flüssigkeitsgefüllte Lungen erkennen.

Als letzter Schritt erfolgt die **Funktionsprüfung der Organe.** So können Sinnes- oder Empfindungsstörungen, Muskelschwächen, Lähmungen oder eingeschränkte Gelenkfunktionen sicher erkannt und bestimmten organischen Strukturen zugeordnet werden.

Manche Erkrankungen fallen einem erfahrenen Arzt auch schon durch **Geruchseindrücke** auf: eine infizierte Wunde verströmt typische Aromen, eine Infektion der Harnwege lässt sich schon beim Betreten des Zimmers wahrnehmen, im Atem eines Patienten mit diabetischer Stoffwechselentgleisung sind Ketone vorhanden, welche wie Nagellackentferner riechen.

Früher wurden manche Erkrankungen sogar durch Erschmecken diagnostiziert. So konnte der Arzt bei Erschmecken eines süßen Urins die Diagnose eines Diabetes mellitus (deutsch: honigsüßer Durchfluss) stellen. Heutzutage verlassen sich die Ärzte jedoch lieber auf Laboruntersuchungen als auf ihren Geschmackssinn.

Nun ist es jedoch unmöglich, stets eine allen Fachrichtungen gerechte komplette körperliche Untersuchung vorzunehmen. Der Arzt wird sich bei der ersten Untersuchung daher auf gewisse Untersuchungsschritte beschränken.

Er wird diese Beschränkung an den Informationen aus der Anamnese, welche er von Ihnen erhoben hat, und den infrage kommenden Differenzialdiagnosen orientieren. Sollten Ihre angegebenen Beschwerden eher auf ein Problem im Bauchbereich hinweisen, wird er die Untersuchung der inneren Organe und der benachbarten Strukturen wie der Wirbelsäule und der Bauchwand ausführlicher gestalten und eine Untersuchung anderer, nicht richtungsweisender Strukturen, z. B. der Beine eher etwas zurückstellen. Dennoch, die körperliche Untersuchung ist eine gründliche allgemeine Untersuchung. Dabei kommt es auf das Geschick und die Erfahrung Ihres Arztes an, welche Untersuchungsschritte er besonders betont oder eher weglässt. Bei Unklarheiten über die Diagnose sollte er eher einen Untersuchungsschritt zu viel als zu wenig durchführen.

2.1.3 Laboruntersuchungen

Als nächste Schritte nach der körperlichen Untersuchung erfolgen die Labor- und apparativen Untersuchungen. In der Regel werden bei einer unklaren Erkrankung beide Untersuchungsmethoden genutzt.

Die am häufigsten eingesetzte Laboruntersuchung ist die Untersuchung **des Blutes.** Das Blut reflektiert als Transportmittel des Körpers alle Stoffwechselprozesse. Es übernimmt sozusagen die Rolle eines öffentlichen Verkehrsmittels für alle Substanzen, welche in den Körper eingebracht werden oder in ihm selbst entstehen. Daher kann man im Blut eine Vielzahl von Stoffen bestimmen und ihre Konzentration messen. Da man für alle bestimmbaren Substanzen die normale Konzentration kennt, können bestimmte krankheitsbestimmte Veränderungen in den Konzentrationen der verschiedenen Stoffe festgestellt werden. Manchmal ist es nur eine einzelne Substanz, deren Konzentration im Blut erniedrigt oder erhöht ist. Meist findet sich jedoch eine Konstellation mehrerer Veränderungen, welche typischerweise auf eine Krankheit hindeutet.

So zeigt zum Beispiel die Erhöhung des PSA (Prostata spezifisches Antigen) eine Erkrankung der Vorsteherdrüse an. Eine Erkrankung der Leber jedoch kann sehr unterschiedliche Veränderungen einer Vielzahl von Stoffen, wie zum Beispiel der ALAT (Alanin-Aminotransferase), Gamma-GT (Gamma Glutamyltransferase) und des Bilirubins (gelber Blutfarbstoff) mit sich bringen.

Ihr Arzt kann somit aufgrund Ihrer Blutuntersuchungen weitere Rückschlüsse auf die zugrunde liegende Erkrankung erhalten, oder zusätzliche Bestätigung für seine Verdachtsdiagnose gewinnen, die Wahrscheinlichkeit einer Diagnose gegenüber einer anderen Diagnose abschätzen und letztendlich die Diagnose sichern.

Dazu ist es manchmal notwendig, dass mehrfach Blut abgenommen werden muss. Das bedeutet nicht, dass Ihr Arzt bei der letzten Blutentnahme etwas vergessen hat, was er jetzt nachholt, sondern dass aufgrund der letzten Untersuchung neue Befunde aufgefallen sind, denen man im Detail mit Hilfe von speziellen Untersuchungen nachgehen muss. Häufig muss allerdings auch ein und derselbe Blutwert kontrolliert werden, um seine Veränderung über die Zeit zu beobachten. So ist es zum Beispiel nicht selten notwendig, die Konzentration von Entzündungswerten wie des CRP (C-reaktives Protein) und der weißen Blutkörperchen im Verlauf zu bestimmen, um zu beurteilen, ob eine Entzündung zu- oder abnimmt. Mehrfache Blutentnahmen geben somit in der Regel einen Hinweis auf einen sorgfältig arbeitenden Arzt.

Neben den Blutuntersuchungen können auch andere Körperflüssigkeiten wie **Urin, Nervenwasser, Fruchtwasser, Bauchwasser, Lungenwasser** oder **Stuhl** untersucht werden. Zusätzlich kann auch **Körpergewebe** gewonnen und in einem pathologischen Institut untersucht werden. Dazu muss meist sogar eine kleine Operation vorgenommen werden, um die Gewebeprobe zu entnehmen. Dabei gilt grundsätzlich, dass der Nutzen der Untersuchung größer als das Risiko und die Belastungen sein muss, die Sie als Patient auf sich nehmen müssen. Nicht selten wird Ihr Arzt sogar gleichzeitig mehrere Proben untersuchen, um Ihrer Erkrankung auf die Spur zu kommen.

2.1.4 Apparative Untersuchungen

Der nächste Schritt in der Diagnosefindung ist die apparative Untersuchung. Darunter versteht man alle Untersuchungsmethoden, welche mit Hilfe von technischen Geräten vorgenommen werden. Diese umfassen einfache Geräte wie Blutdruckmessgerät oder Fieberthermometer bis hin zu komplexen Großgeräten wie Computertomograph (CT), Positronenemissionstomograph (PET) oder Magnetresonanztomograph (MRT).

Dabei ist grundsätzlich zwischen **nichtinvasiven** (nicht in den Körper eindringenden) und **invasiven** (in den Körper eindringenden) Untersuchungsmethoden zu unterscheiden.

Die nichtinvasiven Methoden kommen ohne Eröffnung des Körpers aus und bergen fast kein Risiko für den Patienten.

Bei den invasiven Methoden wird der Körper des Patienten zum Beispiel durch eine Punktion oder einen kleinen Schnitt verletzt. Solche Untersuchungen bedeuten für den Patienten ein gewisses Risiko. Auch jede Röntgenuntersuchung setzt den Patienten einer Strahlenbelastung aus. Strahlenbelastungen erhöhen das Risiko, Krebs zu entwickeln. Das Risiko ist dabei abhängig von der Höhe der **Strahlenbelastung,** von der Region, die bestrahlt wird und vom Alter des Patienten. Eine Röntgenaufnahme, zum Beispiel des Fußes, erhöht das Risiko für Krebs nicht messbar. Eine Computertomographie-Untersuchung des Bauchraums dagegen geht mit einer hohen Strahlenbelastung einher. Sie erhöht bei jungen Patienten eindeutig das Risiko für die Entwicklung von Krebs in späteren Jahren.

Der wichtigste Grundsatz ärztlichen Handelns besteht darin, den Patienten nicht zu schädigen (primum nihil nocere) (Infobox). Daher muss der Arzt vor jeder invasiven Untersuchung abwägen, ob der Nutzen einer Untersuchung das Risiko oder die Belastung, welche der Patient aufgrund der Untersuchung tragen muss, rechtfertigen kann. Er darf risikoreiche Untersuchungsmethoden nur dann anwenden, wenn auf nichtinvasive Weise die Diagnose nicht zu stellen ist.

Infobox: Primum nihil nocere = zuerst einmal nicht schaden

Ein Arzt darf seinem Patienten keinen Schaden zufügen. Dieser Grundsatz wird dem antiken Arzt Scribonius Largus zugeschrieben, welcher im Vorwort seines Buches *Compositiones* (um 50 n. Chr.) die älteste Überlieferung des Hippokratischen Eides liefert. Dort wird zum ersten Mal dieser Grundsatz formuliert. Da jede ärztliche Handlung trotz bester Vorsätze dem Patienten auch Schaden zufügen kann, ist dieser Grundsatz nicht in Reinform umsetzbar. Ein Arzt ist verpflichtet bei jeder ärztlichen Handlung, den wahrscheinlichen Nutzen für den Patienten gegen den möglichen Schaden abzuwägen. Nur, wenn der wahrscheinliche Nutzen den möglichen Schaden bei Weitem übersteigt, ist es gerechtfertigt die ärztliche Handlung vorzunehmen. Zusätzlich muss der Patient vor dem Eingriff über den möglichen Schaden aufgeklärt werden.

Grundsätzlich sollte der Arzt auch immer einkalkulieren, dass Patienten eine invasive Untersuchung **unterschiedlich belastend** empfinden. Einige Patienten entwickeln beispielsweise bei einer Magnetresonanztomographie in der engen „Röhre" starke Platzangst. Obwohl diese Untersuchung allgemein als wenig invasiv gilt, ist die Belastung für diese Patienten mit Platzangst sehr hoch. Daher kann bei diesen Patienten eine nicht so belastende Computertomographie trotz der höheren Invasivität eher geeignet sein.

Scheuen Sie sich daher nicht, wenn Sie Skepsis gegenüber einer Untersuchung hegen, Ihren Arzt zu fragen, ob nicht eine andere Untersuchung mit geringerem Risiko und geringerer Belastung für Sie persönlich die gleiche Information erbringen könnte. Dazu haben Sie jedes Recht.

Ein guter Arzt wird die Auswahl der Untersuchungs-methode mit Ihnen offen besprechen. Im Übrigen ist es für Sie als Patient relativ leicht, zwischen nichtinvasiven und invasiven, belastenden Untersuchungen zu unter-scheiden, da der Arzt Ihnen gegenüber eine absolute Auf-klärungspflicht hat.

2.1.5 Ärztliche Aufklärung

Jede medizinische Maßnahme ist ein Eingriff in den Körper des Patienten. Manche Maßnahmen sind harm-los, z. B. eine Massage oder eine Ultraschalluntersuchung. Viele andere Maßnahmen wie Operationen, Punktionen oder auch Röntgenuntersuchungen verletzen jedoch den Körper des Patienten oder können ihn gefährden.

> Eine medizinische Maßnahme darf nur dann durchgeführt werden, wenn der Patient dazu seine ausdrückliche Ein-willigung gegeben hat. Eine Operation stellt somit eine durch den Patienten erlaubte Körperverletzung dar.

In medizinischen Belangen ist der Begriff der **Ein-willigung** eng mit dem Begriff **Informiertheit** verknüpft. Das bedeutet, dass die Einwilligung eines Patienten zu einem medizinischen Eingriff nur rechtsgültig ist, wenn der Patient über die Umstände des Eingriffs informiert ist. Somit muss der Patient ausreichendes Wissen über die Notwendigkeit des Eingriffs, die Art des Eingriffs, dessen Nutzen und Risiken, sowie über alternative Möglich-keiten der Behandlung haben, um seine „informierte Einwilligung" (abgeleitet aus dem englischen „informed consent") zu geben.

Damit eine informierte Einwilligung überhaupt gegeben werden kann, muss also vor jeder medizinischen Maßnahme eine Aufklärung des Patienten darüber erfolgen. Der Begriff Aufklärung bedeutet in diesem Zusammenhang eine mündliche Erklärung über die Art der Maßnahme und über die für den Patienten bedeutenden Umstände. Ziel der Aufklärung ist es, dass der Patient ausreichend informiert ist, um sich für oder gegen eine medizinische Maßnahme zu entscheiden. Das ist ein ganz wichtiger Punkt.

> Nicht der Arzt entscheidet, ob eine medizinische Maßnahme bei Ihnen vorgenommen wird oder welche, sondern Sie, der Patient.

Damit eine Aufklärung ausreicht, um eine informierte Einwilligung zu ermöglichen, müssen eine Anzahl von Kriterien erfüllt sein. Die wichtigsten sollen hier kurz umrissen werden. Zunächst einmal kann nicht jede beliebige Person die Aufklärung vornehmen. Die Aufklärung muss **durch den Behandelnden** erfolgen. Alternativ kann die Aufklärung an eine Person, welche die Ausbildung zur Durchführung der Maßnahme besitzt, abgegeben werden. Beispielsweise kann die Aufklärung für einen operativen Eingriff durch einen Arzt durchgeführt werden, welcher den Eingriff nicht selber vornehmen wird, da dieser die ärztliche Ausbildung besitzt. Eine Pflegekraft oder medizinisch-angestellte Kraft darf aber nicht für einen operativen Eingriff aufklären.

Weiterhin muss die Aufklärung **mündlich** erfolgen, damit der Patient im direkten Kontakt mit dem Aufklärenden die Möglichkeit hat, Fragen zu stellen und Unklarheiten zu klären. Lassen Sie sich daher nicht mit einem Vordruck abspeisen, welcher zwar manchmal gute Erklärungen über einen Eingriff gibt aber ansonsten keine Möglichkeit für Rückfragen bietet.

Eine Aufklärung muss Informationen über die Art des geplanten Eingriffs, die Notwendigkeit und Dringlichkeit des Eingriffs, die zu erwartenden Folgen sowie die Risiken liefern. Außerdem muss auf alternative Behandlungsmöglichkeiten eingegangen werden.

Zwischen der Aufklärung und dem Eingriff muss ausreichend Zeit liegen, um dem Patienten die Möglichkeit zu geben, das Für und Wider des Eingriffs abzuwägen und sich für oder gegen eine Einwilligung zu entscheiden. Dabei gilt, je größer der Eingriff und die Risiken, desto mehr Bedenkzeit muss dem Patienten eingeräumt werden, um sich zu entscheiden. So kann beispielsweise die Aufklärung über eine Warzenentfernung kurz vor dem Eingriff stattfinden, während die Aufklärung über eine Operation im Bauchraum deutlich vorher (z. B. am Vortag) stattfinden sollte. Grundsätzlich gilt, Sie als Patient sollten sich mit der Aufklärung und der Ihnen zugestanden Bedenkzeit wohl fühlen und nicht das Gefühl verspüren vom Behandelnden gedrängt zu werden. Sie selber bestimmen, ob und wann Sie bereit für einen Eingriff sind.

Eine besondere Situation besteht in einem Notfall. In einer Notfallsituation kann es vorkommen, dass die Verzögerung einer Behandlung durch eine ausführliche Aufklärung und eine Bedenkzeit eine Verschlechterung des Gesundheitszustandes zur Folge haben kann. Auch besteht die Möglichkeit, dass ein Notfall-Patient sein Einverständnis nicht mehr äußern kann, weil er bewusstlos, nicht mehr einsichtsfähig oder nicht mehr ausdrucksfähig ist. In diesen Situationen besteht für den behandelnden Arzt ein Ermessensspielraum, indem er Entscheidungen treffen kann, welche den mutmaßlichen Willen des Patienten zugrunde legen, einen Willen, den dieser also nicht selbst geäußert hat.

> **Beispiel**
>
> Ein Mann wird auf der Straße gefunden und ist nur ein-
> geschränkt kontaktfähig. Als der Notarzt eintrifft, ist der
> Sauerstoffgehalt im Blut stark abgesunken. Der Notarzt
> schätzt den Mann als stark bedroht ein, da die Sauer-
> stoffversorgung aller Organe kritisch ist und trifft die Ent-
> scheidung, ihn mit Medikamenten in ein künstliches Koma
> zu versetzten und über einen Beatmungsschlauch zu
> beatmen.

In dieser Situation kann der Mann nicht nach seinem
Willen gefragt werden. Der Notarzt nimmt nun an,
dass der Mann gerettet werden will, und unternimmt
Maßnahmen, welche die abgesunkenen Sauerstoffwerte
im Blut wieder anheben. Das Annehmen der Einwilligung
des Patienten für die Maßnahmen ist in dieser Situation
rechtens.

Andere Situationen bringen es mit sich, dass ein Patient
nicht einwilligungsfähig ist, ein Eingriff notwendig aber auf-
schiebbar ist. Da keine Notfallsituation vorliegt, kann der
Eingriff in solchen Situationen also nicht ohne ausdrück-
liche Einwilligung erfolgen. Typische Beispiele hierfür sind
die Behandlung von Kindern oder dementen Patienten. In
solchen Fällen muss die Einwilligung des Eingriffs durch
andere, einwilligungsbefugte Personen erfolgen. Im Fall von
Kindern sind die sorgeberechtigten Eltern in der Regel die
einwilligungsbefugten Personen. Im Fall von Erwachsenen
muss die Person vom Patienten zuvor entweder ausdrücklich
bevollmächtigt worden sein medizinische Entscheidungen
für ihn zu treffen (Vollmacht), oder es muss eine gerichtlich
eingeholte Betreuung vorliegen.

Der Gesetzgeber hat somit klare Regelungen eingeführt, wie Sie als Patient informiert werden müssen,
damit Sie die Entscheidung über Ihre Behandlung

eigenverantwortlich treffen können. Der Arzt ist somit kein weisungsgebietender Experte für Ihre Behandlung, sondern er nimmt nur eine beratende Funktion ein und setzt Maßnahmen um, welche Sie nach seiner Beratung zusammen mit ihm beschlossen haben. Scheuen Sie sich daher nicht, seine Beratung einzufordern, stellen Sie Fragen, lassen Sie sich Unklarheiten erklären, diskutieren Sie Ihre eigenen Vorstellungen.

2.2 Erster Ansprechpartner: Der Allgemeinarzt (Hausarzt)

Manche Menschen suchen nicht als erstes einen Arzt auf, wenn sie krank sind. Sie schlagen einen anderen Weg ein. Die überwiegende Mehrheit wird jedoch die Hilfe eines Arztes in Anspruch nehmen. Grundsätzlich besteht in Deutschland die freie Arztwahl. Das bedeutet, jeder gesetzlich Versicherte darf sich unter bestimmten Einschränkungen seinen Arzt mit Kassenzulassung selbst aussuchen. Versicherte von privaten Krankenversicherungen können auch Ärzte aufsuchen, die keine Kassenzulassung besitzen. Einschränkungen gibt es bei einem sogenannten Hausarztvertrag, welchen jeder Versicherte freiwillig mit seiner Krankenversicherung abschließen kann. Hierbei verpflichtet sich der Versicherte, stets erst den Hausarzt aufzusuchen.

In unserem System der medizinischen Spezialisierung stellt sich immer die Frage, welchen Arzt wir als erstes aufsuchen sollen. Natürlich wollen wir alle von einem Spezialisten behandelt werden. Es wird immer wieder der Fehler gemacht, nur den Facharzt gegenüber dem Allgemeinarzt (Hausarzt) als Spezialisten anzusehen. Diese Auffassung ist nicht korrekt. Jeder derzeit ausgebildete Arzt mit einer Kassenzulassung nach 2003 ist ein Spezialist und hat eine Facharztweiterbildung absolviert.

Auch der Allgemeinarzt hat eine Ausbildung zum Facharzt für Allgemeinmedizin abgeschlossen. Seine Spezialität ist die Erkennung und Behandlung einer Vielzahl von Krankheiten der verschiedenster Art. Er ist nicht für ein bestimmtes Organ spezialisiert. Das unterscheidet ihn in der Tat von anderen Fachärzten. Der Allgemeinarzt sieht demnach in seiner Praxis ein wesentlich breiteres Spektrum verschiedener Erkrankungen als jeder organspezifische Facharzt. Der Allgemeinarzt ist von allen Fachärzten besonders dafür ausgebildet, komplexe Krankheitsbilder zu identifizieren, unabhängig davon, welchem Organ sie auch zuzuordnen sind. Er macht die ersten diagnostischen Schritte, um eine Abklärung Ihrer Beschwerden vorzunehmen. Er ist dafür ausgebildet zu entscheiden, ob eine allgemeinmedizinische oder eine stärker fachspezifische Behandlung notwendig ist.

Ein weiterer erheblicher Vorteil des Allgemeinarztes in seiner Funktion als Hausarzt ist, dass er Sie häufig schon von früheren Konsultationen her kennt. Bei ihm liegen in der Regel auch alle Befunde von vorhergehenden Facharztbesuchen vor. Viele Informationen, welche zur Diagnosefindung beitragen könnten, sind dem Arzt daher schon bekannt. Das erspart Ihnen in der Regel, Ihre gesamte Vorgeschichte noch einmal im Detail vortragen zu müssen. So kann bei der Abklärung von belastungsabhängigen Schmerzen im Bein die Vorinformation über langjährig bestehende Risikofaktoren für eine Gefäßverkalkung wie Rauchen, erhöhtes Cholesterin und Diabetes mellitus schon frühzeitig die Verdachtsdiagnose auf eine Gefäßverengung der Beingefäße als Ursache der Beschwerden lenken. Daran würde möglicherweise ein Orthopäde, der Ihre Vorgeschichte nicht kennt, nicht in erster Linie denken.

Wenn Sie Beschwerden haben, welche Sie persönlich nicht auf ein spezielles Organ zurückführen können, sollten Sie sich zunächst bei Ihrem Hausarzt vorstellen. Er wird Sie umfassend untersuchen und die Krankheitsursache eingrenzen, um dann zu entscheiden, durch welchen Facharzt die weitere Behandlung erfolgen sollte.

2.3 Zweiter Ansprechpartner: Der organspezifische Facharzt

Im Jahre 2018 gab es 115.400 niedergelassene Fachärzte, die in der direkten Patientenbetreuung tätig waren (Statistik der Bundesärztekammer 2018). Diese Fachärzte sind auf unterschiedliche Teilgebiete spezialisiert und haben hierfür eine besondere Ausbildung erhalten. Sie haben sich in ihren Teilgebieten ein Spezialwissen erworben und besitzen gegenüber Allgemeinärzten besondere diagnostische und therapeutische Möglichkeiten, um organspezifische Erkrankungen festzustellen und zu behandeln.

So hat beispielsweise ein Anästhesist die Möglichkeit, Schmerzen durch verschiedene Infiltrationstechniken zu bekämpfen, wobei er Medikamente in die Nähe von Nerven einbringt. Ein Gastroenterologe kann Magen und Darm mittels Endoskopie untersuchen, und ein Augenarzt kann sich den Augenhintergrund mit einer speziellen Optik darstellen. Auch komplizierte Behandlungsschemata wie z. B. Chemotherapien werden von onkologischen Fachärzten (Krebsspezialisten) durchgeführt. Gleiches gilt für spezialisierte Eingriffe wie Operationen oder Herzkatheteruntersuchungen. Auch sie sind nur durch Fachärzte durchführbar.

Der organspezifische Facharzt hat somit die Aufgabe, Erkrankungen zu behandeln, welche einem bestimmten Organsystem zuzuordnen sind, deren Diagnostik und Therapie aufwendig ist und deren Weiterbetreuung spezifischer Erfahrung bedarf. In der Regel wird Ihr Hausarzt Sie zu einem organspezifischen Facharzt überweisen, wenn er es für notwendig hält. Es kann allerdings auch eine Situation eintreten, in der Sie unmittelbar einen Facharzt aufsuchen können. So ist ein plötzlicher Knieschmerz beim Sport sicherlich direkt dem Orthopäden oder Schmerzen beim Wasserlassen dem Urologen vorzustellen. Aufgrund der freien Arztwahl haben Sie prinzipiell die Möglichkeit, sich jedem Arzt primär vorzustellen.

> Sollten Sie sich jedoch unsicher sein, ob Ihre Beschwerden auf ein bestimmtes Organsystem zurückzuführen sind, konsultieren Sie unbedingt zuerst Ihren Hausarzt, um unnötige Arztbesuche zu vermeiden.

Nachteil einer direkten Kontaktierung eines organspezifischen Facharztes sind die zum Teil sehr **langen Wartezeiten** auf einen Termin. Da bei vielen Fachärzten die meisten kurzfristigen Termine bereits vergeben sind, könnte wertvolle Zeit verstreichen, welche bei der Auswahl eines falschen Fachgebietes womöglich noch sinnlos vertan ist. Eine Vorstellung bei Ihrem Hausarzt ist in der Regel dagegen kurzfristig möglich. Sie haben dann die Sicherheit, zum richtigen Arzt überwiesen zu werden. Falls die Behandlung dringlich ist, wird Ihr Hausarzt Sie als dringlichen Fall sofort bei einem organspezifischen Facharzt oder in einer Klinik unterbringen.

2.4 Dritter Ansprechpartner: Die Fachabteilung der Klinik

Eine Fachabteilung in einer Klinik ist auf die Behandlung von Erkrankungen bestimmter Organsysteme spezialisiert. Hierzu stehen in der Regel mehrere Fachärzte derselben Spezialisierung zur Verfügung. Innerhalb der Spezialisierung hat sich häufig ein Teil der Fachärzte zusätzlich für bestimmte Schwerpunkte weitergebildet. So kann es innerhalb einer Klinik für Innere Medizin Fachärzte geben, die sich auf die Behandlung von Erkrankungen des Magen-Darm-Systems (Gastroenterologen), des Herzens (Kardiologen), der Nieren (Nephrologen) oder der Lunge (Pneumologen) spezialisiert haben. In einer Abteilung für Chirurgie arbeiten in der Regel Fachärzte mit dem Schwerpunkt Allgemeinchirurgie, Chirurgie des Brustkorbs (Thoraxchirurgie) oder Chirurgie der inneren Organe (Viszeralchirurgie).

Diese zusätzlichen Spezialisierungen in der Ausbildung von Fachärzten spiegelt sich auch in der besonderen Ausstattung der Abteilungen mit Geräten und Eingriffsräumen wider. So kann eine Klinik für Innere Medizin Ultraschalluntersuchungen aller Organe, endoskopische Eingriffe, evtl. Katheteruntersuchungen und Nierenersatzverfahren (Dialysen) durchführen, während einer chirurgischen Abteilung das Instrumentarium und die Räumlichkeiten zur Verfügung stehen, um Operationen an den verschiedensten körperlichen Strukturen durchzuführen.

Gegenüber den niedergelassenen Fachärzten haben diese Abteilungen **erweiterte Möglichkeiten der Diagnostik** und Therapie. Insbesondere invasive, belastende Untersuchungen und Behandlungsverfahren, die nicht im ambulanten Bereich möglich sind, können hier durchgeführt werden.

Darüber hinaus bestehen erweiterte Möglichkeiten der **interdisziplinären Zusammenarbeit.** Das ermöglicht dem Arzt, sich mit Kollegen anderer Fachrichtungen und Schwerpunkten zu beraten und gemeinsam nach der besten Lösung für den Patienten zu suchen.

Wenn Ihre Erkrankung einen komplizierten Verlauf nimmt, der möglicherweise verschiedene Organsysteme beeinträchtigt oder für die verschiedene Therapiemethoden bestehen, ist die Einweisung in eine Fachabteilung ein sinnvoller Schritt. Meist haben solche Fachabteilungen spezialisierte Ambulanzen, in denen eine erste Vorstellung die Frage klären kann, ob eine stationäre Aufnahme überhaupt notwendig ist. Auch für das Einholen einer **Zweitmeinung** bei feststehender Diagnose bietet die Fachabteilung eine gute Wahl.

2.5   Vierter Ansprechpartner: Die Schwerpunktabteilung

Der Begriff „Schwerpunktabteilung" stellt keine offizielle Bezeichnung dar. Ich möchte diesen Begriff allerdings hier verwenden, um eine bestimmte Art von Fachabteilungen abzugrenzen. Vor allem in Krankenhäusern der Maximalversorgung gibt es Fachabteilungen, welche sich innerhalb weiterer Spezialisierungen einem bestimmten Erkrankungsschwerpunkt zugewandt haben.

Für die Leitung einer Schwerpunktabteilung muss der Arzt eine offiziell festgelegte Weiterbildung mit einer Abschlussprüfung abgelegt haben. So gibt es als chirurgische Schwerpunktabteilungen u. a. Thoraxchirurgie, Herzchirurgie oder Neurochirurgie, als internistische Schwerpunkte z. B. Endokrinologie, Rheumatologie oder Angiologie. Sämtliche detaillierten Schwerpunkte lassen sich an dieser Stelle nicht aufzählen.

Neben den offiziellen Schwerpunkten mit festgelegter Weiterbildung haben sich in den letzten Jahren **Subspezialitäten** herausgebildet, für welche es zum Teil bisher keine genau festgelegten Weiterbildungsinhalte gibt. So können sich beispielsweise orthopädische Abteilungen für die Schulter- und Armchirurgie, die Endoprothetik (Gelenkersatz) oder die Kniechirurgie, eine kardiologische Abteilung für Elektrophysiologie oder interventionelle Kardiologie spezialisieren. Zum Teil bestehen Schwerpunkte auch für die Behandlung einzelner, in der Regel seltener Erkrankungen oder für die Durchführung besonderer Eingriffe. So werden Organtransplantationen nur in dafür zugelassenen Zentren vorgenommen.

Eine Schwerpunktabteilung hat in der Regel eine besondere Erfahrung in der Behandlung bestimmter Erkrankungen oder in der Durchführung bestimmter Therapien. Diese Erfahrung zeigt sich dort in der hohen Anzahl der jährlich mit dieser Erkrankung behandelten Patienten. Um einen reibungsfreien Behandlungsverlauf zu garantieren, haben diese Schwerpunktabteilungen auch ihre **Infrastruktur** (Räumlichkeiten, Geräte, Organisation) auf diese Schwerpunktbehandlung zugeschnitten. Auch ist das nichtärztliche Personal (Pflege, Physiotherapie, Logopädie etc.) besonders erfahren in der Betreuung solcher Patienten.

Es ist grundsätzlich davon auszugehen, dass die Qualität einer Therapie mit der Anzahl der Behandlungen steigt. Häufig arbeiten solche Schwerpunktabteilungen intensiv mit anderen Abteilungen zusammen, was sich in den letzten Jahren in der zunehmenden **Zentrumsbildung** gezeigt hat. So finden sich beispielsweise Bauchzentren mit Abteilungen für Viszeralchirurgie, Gastroenterologie und Onkologie, Lungenzentren mit Pneumologie und Thoraxchirurgie oder Kopfzentren mit HNO, Zahn-Mund- und Kieferchirurgie, Neurochirurgie und Neurologie.

Ein solches Zentrum hat sich in besonderem Maße der **interdisziplinären Behandlung** komplexer Krankheitsbilder verschrieben und garantiert eine möglichst **umfassende Behandlung.** Die Zusammenarbeit innerhalb eines Zentrums wird durch regelmäßig stattfindende **Konferenzen,** gemeinsame interdisziplinäre Krankenstationen und durch engen **kollegialen persönlichen Austausch** umgesetzt. So wird beispielsweise in einem Krebszentrum, in welchem sich die Abteilungen für Onkologie, Radiologie, Viszeralchirurgie und Strahlentherapie zusammengeschlossen haben, in einer Konferenz darüber beraten, ob die Erkrankung eines Patienten mittels Chemotherapie (Onkologie), Verödung (Radiologie), Operation (Viszeralchirurgie), Bestrahlung (Strahlentherapie) oder mittels einer Kombination behandelt werden sollte.

Schwerpunktabteilungen sind somit gute Adressen für Patienten mit komplexen oder seltenen Krankheitsbildern, welche eine besondere Expertise erfordern. Eine Schwerpunktabteilung, welche sich mit anderen Schwerpunktabteilungen zu einem Zentrum organisiert hat, ist der rechte Ort für eine Erkrankung, welche eine fachübergreifende Behandlung erfordert.

An dieser Stelle muss allerdings vor dem unkritischen Umgang mit dem Wort „Zentrum" gewarnt werden. Ein Zentrum für irgendetwas findet sich heutzutage „in jedem Dorf". Da der Begriff nicht geschützt oder genau definiert ist, haben sich in den letzten Jahren viele medizinische Einrichtungen diese Namen auf das Schild geschrieben. Lassen Sie sich daher nicht blenden und achten Sie bei Ihrer Wahl auf die Kriterien, die in diesem Kapitel beschrieben werden.

2.6 Wie finde ich den für mich besten Arzt?

Die Suche nach dem für Sie besten Arzt ist besonders wichtig. Bei diesem besten Arzt haben Sie die Sicherheit, dass Ihre Diagnose rasch und richtig gestellt wird, dass Sie kompetent und korrekt behandelt werden und dass Ihnen überflüssige Belastungen erspart bleiben.

Wer aber ist der beste Arzt für Sie? Welche Eigenschaften sollte er haben und welche nicht?

Der beste Arzt beherrscht sein Fachgebiet. Seine Kompetenz hat er sich in einer längeren Berufszeit erworben, unter anderem durch eine intensive Weiterbildung. Er hat eine zertifizierte Facharztausbildung. Darüber hinaus hat er sich in zusätzlichen Fortbildungen das neueste Wissen angeeignet, das er stets weiter vertieft. Jeder Facharzt ist verpflichtet, innerhalb eines 5-Jahres-Zeitraumes einen bestimmten Umfang an zertifizierten Fortbildungsveranstaltungen zu besuchen. (Infobox) Der beste Arzt bildet sich kontinuierlich, über den gesetzlich vorgeschriebenen Rahmen hinaus weiter.

> **Infobox: CME – Ärztliche Fortbildungsverpflichtung**
>
> Jeder Facharzt ist gesetzlich verpflichtet, sich während seines gesamten Berufslebens fortzubilden (§ 95 d SGB V). Diese kontinuierliche medizinische Fortbildung nennt sich **CME** (aus dem Englischen „Continued Medical Education") und wird durch das Sammeln von Fortbildungspunkten auf einem persönlichen Punktekonto für jeden Facharzt dokumentiert. Fortbildungsveranstaltungen erhalten je nach Umfang und Inhalt eine Anzahl von Punkten, welche den Punktekonten der an der Veranstaltung teilnehmenden Ärzte gutgeschrieben wird.

Der beste Arzt hat sich die Empathie für seine Patienten trotz seiner ihn fordernden Alltagsbelastung erhalten. Sein übergeordnetes Streben ist es, zu verstehen, woher Ihre Beschwerden kommen und welche Erkrankung sich hinter Ihren Symptomen verbirgt. Sein Ziel ist die korrekte Diagnose. Er zieht dafür alle möglichen Differenzialdiagnosen in Betracht. Er macht sich die Mühe, auch seltenere Leiden in Erwägung zu ziehen. Wenn er Zweifel an seiner Einschätzung Ihrer Befunde hegt, befragt er die Literatur nach zusätzlichen Hinweisen und zieht kompetente Kollegen zu Rate.

Der beste Arzt interessiert sich für Sie und nimmt Sie mit Ihren Beschwerden ernst. Dabei nimmt er sich für Sie die nötige Zeit und beschäftigt sich sorgfältig mit Ihnen. Er hilft Ihnen, Ihre Beschwerden körperlich und seelisch zu ertragen. Er macht Ihnen Vorschläge, was Sie selbst persönlich tun können. Er nimmt Sie beratend an die Hand, um weitere notwendige Schritte in die Wege zu leiten. Er berät Sie, wenn es mehrere Behandlungsalternativen gibt. Er führt Sie. Er besitzt Einfühlsamkeit und vermittelt Ihnen das Gefühl von Sicherheit und Vertrauen.

Der beste Arzt hat seine Praxis gut organisiert. Er vergibt rasche Termine. Er lässt Sie in seiner Praxis nicht lange warten. Wartezimmer und Behandlungsräume sind sauber, freundlich und modern eingerichtet. Seine Mitarbeiter treten Ihnen freundlich, aufmerksam und kompetent entgegen. Die Geräte entsprechen dem geforderten technischen Stand. Ihr Weg durch die verschiedenen Untersuchungsphasen verläuft in einer solchen Praxis reibungslos. Am Ende des Praxisbesuches erhalten Sie eine verständliche Aufklärung über Ihre Erkrankung, über die Behandlung, die Maßregeln für Ihr weiteres Verhalten und schließlich eine schriftliche Zusammenfassung der Befunde.

Der beste Arzt ist kein Superstar und keine überhöhte Koryphäe. Sein Selbstvertrauen „wächst nicht durch die Decke", sondern er hat sich die Achtung vor der Würde seines Patienten erhalten. Er setzt sich mit Ihren Argumenten auseinander. Er ringt um den besten Weg, und er spricht zu Ihnen in einfachen, verständlichen Worten.

Wahrscheinlich denken Sie, dass es diesen idealen Arzt gar nicht geben kann. So perfekt zu sein, ist nicht menschlich, auch nicht ärztlich. Dennoch, suchen Sie den Arzt, welcher möglichst viele der oben genannten Eigenschaften repräsentiert.

Wie stellt man es an, diesen Arzt zu finden? Die Erfahrung anderer Patienten mag Ihnen dabei helfen. Der Schlüssel für Ihre Suche ist, sich möglichst viele Informationen zu beschaffen. Schwierig ist es allerdings, dass viele Informationen geschönt und gefiltert sind und so präsentiert werden, dass diese häufig nicht das wiedergeben, was Sie für Ihre Wahl benötigen.

Daher gilt auch hier, salopp gesprochen: **„Probieren geht über Studieren".** Sie sollten sich von Anfang an auf die Suche nach dem Hausarzt Ihres Vertrauens machen. Zum Glück bedeutet nicht jede Krankheit ein bedrohliches Ereignis. Nutzen Sie daher jeden Arztbesuch, um Ihre eigene Rangliste der besten Ärzte zu erstellen. Meist ist es für medizinische Laien nicht so einfach zu verstehen, wie eine Diagnose zustande kommt. Ob eine Therapie wirkt, das allerdings können Sie durchaus beurteilen. Nutzen Sie bei länger bestehenden Beschwerden die Zeit, um notfalls eine zweite Meinung einzuholen. Wenn ein zweiter Arzt die Diagnose und die Korrektheit der Behandlung bestätigt, stützt das Ihr Vertrauen zu Ihrem Arzt. Entscheiden Sie sich unbedingt für einen Arzt Ihres Vertrauens. Folgen Sie dabei durchaus Ihrem „Bauchgefühl". Für die vertrauensvolle Zusammenarbeit zwischen Arzt und Patient sind neben der fachlichen Qualität des

Arztes auch dessen menschliche Eigenschaften immens wichtig, insbesondere diejenigen Verhaltensweisen des Arztes, welche ihn für Sie sympathisch und vertrauenswürdig erscheinen lassen. Solche Verhaltensweisen, welche die Beziehung zwischen Arzt und Patient bestimmen, sind nicht quantifizierbar und in keiner Checkliste erfragbar. Solche positiven Einschätzungen kann Ihnen nur Ihr persönliches Gefühl vermitteln.

Ein sinnvoller Weg Informationen über Ärzte einzuholen ist, Freunde und Bekannte über ihre **Erfahrungen** mit Ärzten zu befragen. Das hat für Sie den Vorteil, die Begründungen für deren positive oder negative Beurteilung zu erfahren. Sie können dann für sich entscheiden, ob diese Gründe auch für Sie wichtig sind. Schwierig wird es dann, wenn die Befragten nicht an der gleichen Erkrankung wie Sie leiden. Deren Erfahrungen werden somit für Sie weniger bedeutsam sein. Manchmal möchte man auch nicht mit Bekannten über die eigenen Beschwerden reden.

Eine weitere gute Möglichkeit eröffnet sich durch die **Befragung von Ärzten,** mit denen man selbst persönlich bekannt ist. Ärzte haben in der Regel aufgrund ihrer Arbeit oder ihrer kollegialen Vernetzung Informationen über die fachliche Kompetenz anderer Kollegen. Diese Einschätzung ist meist eher von fachlichen als von persönlichen Eindrücken geprägt.

Daher sind Ärzte im eigenen Bekanntenkreis eine besonders wertvolle Informationsquelle, welche Sie unbedingt für sich nutzen sollten. Falls eine organspezifische fachärztliche Behandlung notwendig ist, können Sie auch Ihren Hausarzt um eine Empfehlung bitten. In der Regel wird dieser mit einer Empfehlung eher zurückhaltend sein, da dies standesethisch problematisch ist. Er wird Ihnen jedoch sicherlich einige Namen von Fachärzten nennen. Sie können dann in der Regel davon ausgehen, dass er persönlich die Arbeit dieser Ärzte schätzt.

Wenn die Diagnose feststeht und Sie auf der Suche nach dem besten Arzt für die Behandlung Ihrer Erkrankung sind, erschließt sich Ihnen als weitere Informationsquelle die Kontaktaufnahme mit **Selbsthilfegruppen.** Für eine Vielzahl von Erkrankungen gibt es heute Selbsthilfegruppen mit dem Ziel, das Bewusstsein und das Verständnis für die jeweilige Erkrankung zu unterstützen. Diese Gruppen bieten eine Menge an Informationen, welche über Broschüren, telefonisch oder über das Internet zugänglich sind. Insbesondere im Internet hat sich die Präsenz von Selbsthilfegruppen professionalisiert.

Bei der Arztsuche sind die Foren der Selbsthilfegruppen besonders herauszuheben, in denen sich Betroffene über die gefühlte Qualität der Behandlung von Ärzten austauschen. Da diejenigen, welche sich in Selbsthilfegruppen engagieren, in der Regel sehr gut informiert sind, wird man hier fundierte und hilfreiche Hinweise für die richtige Arztsuche finden.

Im **Internet** gibt es inzwischen eine Vielzahl zusätzlicher Möglichkeiten, sich über Ärzte zu informieren. Ein Großteil der Ärzte bietet inzwischen ein eigenes Internetportal an, welches das diagnostische und therapeutische Leistungsspektrum der Praxis vorstellt. Solche Internetportale von Ärzten enthalten zwar vielerlei informative Sachverhalte wie den Werdegang des Praxisinhabers, die Spezialgebiete der Praxis oder deren organisatorische Struktur. Sie haben aber auch immer werbenden Charakter und stellen sich ausschließlich positiv dar. Als Informationsquelle zur Beurteilung der Qualität der Behandlung sind sie daher vorsichtig zu beurteilen.

Eine weitere Möglichkeit, sich besonders über die Qualität von Ärzten im Internet zu informieren, bietet eine Vielzahl von **Arztbewertungsportalen.** Einige Krankenkassen haben bereits Links zu solchen Portalen erstellt. Diese bieten Patienten die Gelegenheit, auf einem Fragebogen Bewertungen über verschiedene Teilaspekte der eigenen ärztlichen Behandlung abzugeben. Dabei variieren Anzahl und Inhalte der Fragen bei den Anbietern erheblich.

Die Art und Weise wie die resultierende Bewertung zustande kommt, ist für Außenstehende nicht immer transparent. Da die Teilnahme freiwillig ist, werden in der Mehrzahl Patienten mit besonderer Motivation ihre Bewertung abgeben. So werden Patienten mit besonders schlechten oder besonders guten Erfahrungen eher eine Bewertung abgeben als Patienten, welche einfach nur zufrieden sind. Realitätsverzerrungen der Bewertung sind somit nicht immer auszuschließen. Zusätzlich finden sich bei den meisten Ärzten lediglich wenige Bewertungen, was deren Wert auf unangemessene Weise anhebt. Trotz der o.g. Einschränkungen können solche subjektiven Bewertungsportale wertvolle Hinweise geben. Eine alphabetische Liste der derzeit aktiven Internetportale finden Sie im Anhang.

2.7   Wie finde ich die für mich beste Abteilung?

Sollte eine klinische Behandlung für Ihre Erkrankung notwendig sein, haben Sie auch bei der Auswahl der für Sie richtigen Abteilung die gleiche Wahlfreiheit wie bei der Wahl eines niedergelassenen Arztes.

Die Suche nach der besten Abteilung in einer Klinik für die Behandlung Ihrer Erkrankung ist nicht einfach, manchmal sogar schwieriger als die Auswahl des für Sie besten niedergelassenen Arztes. Wenn Sie sich nicht gerade einen „Kolibri", also eine seltene Erkrankung, „ausgesucht haben", dann gibt es eine Vielzahl von Abteilungen, welche einen Schwerpunkt für die Behandlung Ihrer Erkrankung haben. Aus dieser großen Anzahl die beste auszusuchen, erscheint zunächst schier unmöglich. Dennoch gibt es Hinweise, welche auf die Qualität und Kompetenz einer Abteilung schließen lassen.

Auch hier stellt sich die Frage, wie die für Sie beste Abteilung eigentlich ausgestaltet sein müsste. Zu einer solchen Abteilung gehören erfahrene Ärzte, die eine **spezialisierte Facharzt-Ausbildung** durchlaufen haben. Günstigerweise haben sie ihre Spezialausbildung in einer großen Schwerpunktabteilung absolviert, in der sie eine große Anzahl komplizierter Krankheitsbilder gesehen haben und komplexe Therapiemethoden erlernen konnten. Die Ärzte der Abteilung arbeiten eng mit Spezialisten anderer Abteilungen zusammen, mit denen sie ihre komplexen Fälle interdisziplinär besprechen. Eine solche Abteilung informiert öffentlich über die Ergebnisse ihrer Behandlungen, auch über die Misserfolge, die im Rahmen **korrekter Qualitätssicherung** erhoben werden.

Die beste Abteilung pflegt intern ein Klima vertrauensvoller Zusammenarbeit und ein Bekenntnis zur **ständigen Fortentwicklung.** Jüngere Ärzte werden von erfahrenen Ärzten ausgebildet und überwacht, sodass in jedem Bereich der Patientenbetreuung eine Behandlung auf hohem Facharztniveau sichergestellt ist.

Die beste Abteilung verfügt über kompetentes, aufmerksames und **zugewandtes Pflegepersonal,** das große Erfahrung in der Betreuung spezifischer Krankheitsbilder hat. In der besten Abteilung werden Sie über jeden geplanten Schritt informiert und über die geplanten Untersuchungen ausreichend früh aufgeklärt. Die beste Abteilung ist Teil eines gut organisierten Krankenhauses, in dem die Abläufe innerhalb und zwischen den unterschiedlichen Abteilungen harmonisch ineinandergreifen. Die Wartezeiten für notwendige Untersuchungen in anderen Klinikabteilungen sind kurz und die Ergebnisse der Untersuchungen liegen rasch vor.

Das Ambiente der besten Abteilung ist freundlich gestaltet und hat angenehme Patientenzimmer. In der Abteilung werden die Regeln sorgfältiger Hygiene beachtet. Die apparative Ausstattung entspricht modernen Ansprüchen. Die beste Abteilung organisiert Ihren Aufenthalt reibungslos mit dem Ziel einer behandlungsadäquaten Entlassung. Bei der Entlassung führt man mit Ihnen ein **ausführliches Entlassungsgespräch** mit genauen Informationen über Ihre Erkrankung und deren Behandlung, sowie Empfehlungen für Ihr weiteres persönliches Verhalten. Außerdem erhalten Sie einen schriftlichen Bericht über Ihren Klinikaufenthalt.

Wie finde ich nun diese Abteilung?

Auch bei der Suche nach der besten Abteilung müssen Sie möglichst viele Informationen einholen. Grundsätzlich sind die Informationsquellen die gleichen, die Sie bei Ihrer Suche nach dem besten Arzt benutzt haben. Fragen Sie Ihre Freunde und Bekannten, sowie Ihre behandelnden Ärzte. Lesen Sie Empfehlungen in den einschlägigen Internetforen. Schauen Sie sich die Internetauftritte und Broschüren der Abteilungen an.

Es gibt jedoch einige Besonderheiten, die Sie auf der Suche nach der besten Abteilung beachten sollten. Eine Abteilung identifiziert sich häufig über die fachliche und menschliche Qualität ihres Leiters. Eine solche Abteilung wird von einem Chefarzt oder leitendem Arzt geführt. Er legt die organisatorischen und medizinischen Abläufe sowie die Verfahrensweisen der Abteilung fest. Er bestimmt die „Philosophie" und die Personalpolitik der Abteilung und ist für die Umsetzung von Vorgaben der Geschäftsführung des Krankenhauses verantwortlich. Er leitet die Ausbildung der jungen Ärztinnen und Ärzte in der Abteilung und bestimmt in der Regel auch das Niveau der medizinischen Versorgung.

Neben seinen administrativen Aufgaben versieht er seine ärztlichen Pflichten, indem er verantwortlich an der medizinischen Versorgung der Patienten teilnimmt, deren eigenen Anteil er in aller Regel selbst bestimmt. Das bedeutet, dass dieser Anteil durchaus geringer als der seiner Oberärzte sein kann. Diesen Aspekt sollten Sie unbedingt in Ihre Überlegungen einfließen lassen. Geringere Beteiligung an der Patientenversorgung bedeutet jedoch nicht, dass er ein weniger erfahrener Arzt sein muss. Er kann durch gute administrative und medizinisch kompetente Vertreter dafür Sorge tragen, dass seine Abteilung bei der Versorgung der Patienten vorbildlich funktioniert.

Wenn Sie als Privatpatient die Möglichkeit der Chefarztbehandlung haben, sollten Sie sich jedoch darüber informieren, wie stark der Chefarzt in die Patientenbetreuung eingebunden ist. An dieser Stelle möchte ich vor dem sogenannten Experten- oder Koryphäentum warnen. Wie in jedem sozialen Bereich gibt es auch in der Medizin Personen, welche stark in die Öffentlichkeit drängen und im Ruf stehen, eine besondere Exzellenz zu besitzen. Sollten Sie sich für eine Behandlung durch eine dieser „Koryphäen" interessieren, versuchen Sie herauszufinden, in welchem Umfang dieser als Arzt an der Patientenbetreuung teilnimmt. Ein starkes Engagement in öffentlichkeitswirksamen Veranstaltungen und eine große Präsenz in Gremien und Ausschüssen lässt sich in der Regel zeitlich nicht mit einer umfangreichen Patientenbetreuung vereinbaren.

> Lassen Sie sich nicht durch einen hohen öffentlichen Bekanntheitsgrad blenden, sondern versuchen Sie, den Arzt zu finden, welcher seine ärztliche Arbeit am Patienten ohne großen Rummel verrichtet.

Immer wieder werden Sie hören, dass ein Oberarzt oder Facharzt in einer Abteilung eine bestimmte Behandlung besonders gut beherrscht. Sollten Sie diese spezielle Behandlung benötigen, scheuen Sie sich nicht in der Abteilung darum zu bitten, dass Sie von diesem Arzt behandelt werden. Auch in den Kliniken hat sich in den letzten Jahren die Erkenntnis durchgesetzt, dass man eine höhere „Patientenorientiertheit" benötigt. Daher wird man Ihnen als „Kunde" in der Regel diesen Wunsch nicht verwehren. Eine Verweigerung Ihres Wunsches würde fehlende Kooperationsfähigkeit oder mangelnde Flexibilität der Abteilung anzeigen. Dann sollten Sie Ihre Wahl noch einmal überdenken. Bei jedem therapeutischen Eingriff bestehen Risiken, die Ihr ganzes Leben beeinflussen können.

Bei der Suche nach der richtigen Abteilung sind die für niedergelassene Ärzte gültigen Empfehlungsportale im Internet nur eingeschränkt nutzbar. Dafür gibt es aber groß angelegte Untersuchungen, welche aufgrund einer Vielzahl von Parametern ein „Ranking" von Kliniken und Fachabteilungen erstellen. In das Bewertungssystem eines großen Magazins beispielsweise, gehen eine Vielzahl von Faktoren ein, welche Informationen über zuweisende Ärzte, persönliche Erfahrungen von Patienten und Kennziffern von Qualitätsberichten der Krankenhäuser mit einbeziehen. Obwohl ein solches System viele subjektive Faktoren beinhaltet und keinen Anspruch auf Vollständigkeit erheben kann, sind Informationen aus diesen Bewertungssystemen hilfreich. Wenn eine Abteilung in dieser Liste nicht vertreten ist, bedeutet dies allerdings keineswegs eine mindere Qualität dieser Abteilung. Eine qualitative Beurteilung aller Fachabteilungen ist schlicht und ergreifend nicht möglich.

Andere Bestenlisten wie beispielsweise die „Guter-Rat-Ärzteliste" sind in ihrer Methodik und Auswahl undurchsichtig und in hohem Maße unvollständig. Seien Sie daher deren Aussagen gegenüber skeptisch.

2.8   Wie hilft mir das Internet weiter?

Das Internet ist voll von Informationen aller Art. Nirgendwo sonst sind Dichte, Umfang und Auffindbarkeit von Informationen so groß wie in den Maschen des World Wide Web. Nach Eingabe eines einzelnen Suchbegriffs wie „Schnupfen" erhält man über 10 Mio. Ergebnisse. Gibt man das Wort „Coronavirus" ein, erhält man fast 9 Mrd. Ergebnisse, Tendenz steigend.

Zusätzlich sind die Informationen im Internet sehr stark vernetzt. Jede Seite, welche aufgerufen wird, erhält „Links" (Direktverbindungen) zu anderen Seiten mit weiterführenden Informationen. All diese Eigenschaften machen das Internet für uns zu dem am meisten verwendeten Medium zur Informationssuche, und kaum ein Mensch verwendet in der heutigen Zeit noch andere, analoge Medien als erste Informationsquelle.

Zusätzlich bietet das Internet unendliche Möglichkeiten, sich mit anderen Menschen auszutauschen. In Foren, Chatgroups und anderen sozialen Medien können Fragen gestellt und Erfahrungen mit einer sehr großen Anzahl von Personen ausgetauscht werden, welche man nicht einmal kennen muss. Somit ist das Internet ein riesiger Informationsbasar, wo alle Informationen immer zu bekommen sind.

Allerdings sind es genau diese Eigenschaften des Internets, welche die Suche nach den für uns relevanten Informationen zur Herausforderung machen. Die schiere Menge an Seiten, welche nach Eingabe eines Suchbegriffs angeboten wird, kann durch einen Leser nicht bewältigt werden. Die Reihenfolge der durch die Suchmaschine angebotenen Seiten ist zwar durch einen Algorithmus vorsortiert und vorgeblich nach Relevanz geordnet, allerdings weiß niemand, nach welchen Kriterien die Sortierung der Seiten erfolgt. Es könnte also sein, dass die für Sie wichtige Information erst auf der tausendsten Seite zu finden ist.

Ein weiteres großes Manko des Internets ist die Schwierigkeit, die Qualität der angebotenen Informationen zu bewerten. Das Internet ist mit einem Marktplatz zu vergleichen, auf welchem sich unzählige Marktschreier gegenseitig zu überbieten versuchen, um die Aufmerksamkeit des Nutzers zu gewinnen. Die Ware, welche im Internet angepriesen wird, ist Information. Wie auf einem richtigen Marktplatz sind die Versprechungen über die Qualität der angebotenen Ware, der Information, nicht immer ehrlich. Millionen von gekauften Meinungen, Empfehlungen und Anpreisungen, Legionen von „Trollen", welche die Meinungen ganzer Bevölkerungsgruppen ändern sollen, sowie „Social Bots", Computerprogramme, welche vorgeben eine reale Person zu sein, sind aktiv, um Ihre Meinung und Ihr Handeln zu beeinflussen (Infobox).

Infobox: Begriffe der Meinungsmanipulation im Internet

Fake News – bewusst gestreute Falschinformation, um eine bestimmte Stimmung oder eine bestimmte Meinung beim Leser zu erzeugen.

Social Bot – Computerprogramm, welches vorgibt eine reale Person mit einem Account in einem sozialen Netzwerk zu sein. Social Bots werden verwendet, um massenhaft Meinungen und Beiträge mit einer bestimmten Zielrichtung in sozialen Netzwerken abzugeben.

Troll – Person, welche provozierende oder störende Beiträge in sozialen Netzwerken absetzt, um Meinungsmache oder Propaganda zu betreiben.

Fake-Likes, Fake-Kommentare, Fake-Bewertungen – gekaufte oder fingierte Meinungsbekundungen im Netz, welche zur Manipulation von Interessenten erstellt werden.

Die Studie einer Krankenkasse über die Qualität der medizinischen Information im Internet hat ernüchternde Ergebnisse erbracht (Central 2015). Es wurden 100 Ratgeberseiten im Internet auf die Kriterien Vollständigkeit, Belegbarkeit, Ausgewogenheit, Verständlichkeit, Transparenz und Zuordnung untersucht. Dabei wurden je nach Abschneiden in den Kriterien für jede Ratgeberseite eine Note vergeben, welche sich an Schulnoten (sehr gut, gut, befriedigend, ausreichend, mangelhaft, ungenügend) orientiert. Lediglich 9 der 100 Ratgeberseiten erhielten die Note „gut", die meisten Ratgeberseiten erhielten die Noten „befriedigend" bis „mangelhaft" und 3 Seiten erhielten die Note „ungenügend". Im Durchschnitt aller getesteten Ratgeberseiten ergab sich die Note „ausreichend +".

Das soll jedoch nicht bedeuten, dass die Suche nach gesundheitlichen Inhalten im Internet sinnlos oder gefährlich ist. In der Abwägung der Vor- und Nachteile überwiegen für die meisten Menschen sicherlich die Vorteile. Daher werden im vorliegenden Buch auch bewusst Hilfen zur Information im Internet gegeben. Jeder Leser von medizinischen Informationen sollte sich jedoch immer vergegenwärtigen, dass alle gefundenen Informationen im Internet ohne Gewähr sind und keine Garantie auf Richtigkeit gegeben ist.

Das Internet ist auch für Ärzte ein unverzichtbares Instrument geworden, um medizinische Informationen zu erhalten. Kein Arzt kann immer alles wissen. Nicht selten bieten Patienten komplizierte und seltene Erkrankungskonstellationen, welche nicht mit Standard-Behandlungen therapiert werden können. **Das medizinische Wissen verdoppelt sich alle 5 Jahre.** Somit ist jeder Arzt lebenslang darauf angewiesen Neuigkeiten in Diagnostik und Therapie zu erfahren. Den Zugang zu diesen Neuigkeiten und Informationen bietet das Internet.

Datenbanken für wissenschaftliche medizinische Artikel (z. B. PubMed, Embase) bieten Zugriff auf die gesamte internationale wissenschaftliche medizinische Literatur. Internationale und nationale medizinische Fachgesellschaften halten Informations- und Lehrmaterial online vor. Außerdem veröffentlichen sie sogenannte **Leitlinien.** Leitlinien sind Zusammenfassungen von Handlungsempfehlungen bei bestimmten Krankheitskonstellationen, welche im Kontext der aktuellen wissenschaftlichen Beweislage von Experten erarbeitet werden. Aufgrund des steten Wissenszugewinns werden sie turnusmäßig aktualisiert. Weitere Datenbanken (z. B. UptoDate) bieten konkrete Handlungsvorschläge bei bestimmten Erkrankungen, welche auf Grundlage der aktuellen wissenschaftlichen Erkenntnisse gegeben werden. Ärzte haben somit Zugang zu medizinischen Informationen im Internet, welche eine deutlich höhere inhaltliche Qualität aufweisen, als die allgemein verfügbaren Informationen. Wenn Sie besonderes Interesse am Verständnis Ihrer Erkrankung haben, auf der Suche nach qualitativ guter Information sind und vor wissenschaftlicher Literatur keine Scheu haben, zögern Sie sich nicht

Ihren Arzt danach zu fragen. Er wird Ihnen sicherlich einen Artikel mailen oder ausdrucken können.

2.9 Wie gewinne ich Sicherheit, dass ich das Richtige tue? – Die zweite Meinung

Entscheidungen, welche die eigene Gesundheit betreffen, sind häufig mit vielen Verunsicherungen behaftet, die emotionaler aber auch faktischer Natur sind. Die großen Fragen wie „Soll ich mich operieren lassen?" stehen wie eine Wand vor dem Betroffenen und es erscheint nicht ersichtlich, was sich hinter der Wand verbirgt. In dieser Situation ist es hilfreich, die große Frage in etwas kleinere Fragen aufzubrechen. Statt direkt die Antwort auf die große Frage zu suchen sollten Sie daher zunächst die kleineren Fragen nach dem Nutzen, dem Risiko und den Belastungen eines Eingriffs klären.

2.9.1 Was muss ich bei der Entscheidung für eine Behandlung beachten?

Eine Erkrankung, eine notwendige Operation oder eine invasive Therapie sind einschneidende Ereignisse, welche Ihr Leben verändern können. Jedes Ereignis bedeutet einen Eingriff in das Gleichgewicht Ihres Lebens, wenn Sie nach einer Operation bestimmte Verhaltensmaßregeln einhalten müssen, wenn Sie bestimmte Aktivitäten im Leben nicht mehr durchführen dürfen oder wenn eine Komplikation bei Ihnen bleibende Folgen hinterlassen hat. Daher muss grundsätzlich vor jedem Eingriff abgewogen werden, ob der **Nutzen** einer Therapie das eventuelle **Risiko** des Eingriffs überwiegt. Der Nutzen einer Therapie bemisst sich nach der Wahrscheinlichkeit, dass die Symptome einer Erkrankung gebessert, der Verlauf einer Erkrankung aufgehalten oder die Erkrankung besiegt werden kann. Für jede Therapie lässt sich die Wahrscheinlichkeit eines günstigen Ergebnisses nach statistischen Werten in Prozent angeben. Neben der **Wahrscheinlichkeit** eines Nutzens ist für den Patienten aber das **Ausmaß** des Nutzens ebenfalls essenziell. Es macht für Sie als Patient einen großen Unterschied, ob Sie von einer Operation lediglich eine Symptomverbesserung oder eine Heilung erwarten können. Das Ausmaß des Nutzens durch eine Therapie lässt sich allerdings nicht immer absolut sicher beurteilen.

Beispiel

Die Wahrscheinlichkeit eines Erfolgs einer Hyposensibilisierungsbehandlung bei Heuschnupfen wird in der Regel mit 60–70 % angegeben. Nach einer solchen Therapie weisen einige Patienten im Anschluss keine Symptome mehr auf. Andere Patienten wiederum verspüren lediglich eine Besserung ihrer Symptome. Jedoch auch bei Patienten, die nur eine Besserung ihrer Symptome angeben, hat die Behandlung Erfolg gebracht. Das Ausmaß deren Nutzens ist jedoch geringer als bei den nun asymptomatischen Patienten.

Somit entwickelt sich das Ausmaß des Nutzens für jeden Patienten individuell.

Dem Nutzen einer Therapie steht das Risiko durch eine Therapie gegenüber. Jede Behandlung birgt grundsätzlich die Möglichkeit unerwünschter Nebenwirkungen, die einigermaßen genau angegeben werden können. Aus wissenschaftlichen Studien ist in der Regel die Wahrscheinlichkeit unerwünschter Ereignisse für einen Eingriff bekannt. Je häufiger unerwünschte Ereignisse auftreten, desto risikoreicher ist ein Eingriff. Ein Eingriff macht nur dann Sinn, wenn die Wahrscheinlichkeit eines Erfolgs um ein Vielfaches größer ist als dessen Risiko.

Ein weiterer Aspekt, der für Sie als Patient bei der Abwägung des Für und Wider einer Therapie eine Rolle spielt, sind die **Belastungen,** welche Ihnen eine Therapie abfordert. Eine Operation beispielsweise kann Schmerzen nach sich ziehen oder eine lange Erholungszeit verursachen. Möglicherweise kann das gleiche Therapieziel durch einen endoskopischen Eingriff erreicht werden, der Ihnen geringere Belastungen aufbürdet. Stehen zwei gleichwertige Behandlungsmethoden zur Wahl, kann das Ausmaß der zu erwartenden Belastungen eine Rolle für Ihre Entscheidung spielen. In der Regel werden Sie sich für die Methode mit den für Sie geringeren Belastungen entscheiden.

Bei jeder Entscheidung für eine Therapie müssen somit auf der einen Seite die Wahrscheinlichkeit und das Ausmaß des Nutzens gegenüber dem Risiko und der Belastung durch die Therapie abgewogen werden. Diese Entscheidung – für oder gegen – müssen Sie mithilfe des beratenden Arztes allein treffen. Da diese Entscheidung für Ihr Leben einschneidend sein kann, sollten Sie sie nicht impulsiv und spontan sondern erst nach Einholen möglichst vieler Informationen treffen. Bestehen auch nach sorgfältiger Abwägung noch Unsicherheiten sollten Ihre Entscheidung durch das Einholen einer Zweitmeinung absichern.

2.9.2 Kann ich die Empfehlung meines Arztes kontrollieren lassen?

Wenn Sie Zweifel an der Empfehlung Ihres Arztes für eine Behandlung haben, sollten Sie Ihre Befunde einem anderen Experten für Ihre Erkrankung vorlegen, um dessen Empfehlung zu erfahren. Es ist Ihr gutes Recht, vor bestimmten planbaren Eingriffen eine **zweite Meinung** einzuholen (§ 27b SGB V). Allerdings sind die rechtlichen und finanziellen Rahmenbedingungen bisher nicht eindeutig geregelt. Insbesondere kann nicht vor jedem beliebigen Eingriff eine Zweitmeinung eingeholt werden.

> Sie handeln daher klug, vor dem Einholen einer zweiten Meinung die eigene Krankenversicherung zu kontaktieren und sich die Kostenübernahme zusichern zu lassen.

In der Regel sind die Krankenversicherungen dazu bereit und unterstützen ausdrücklich diesen Wunsch des Patienten. Für bestimmte Erkrankungen haben viele Krankenversicherungen sogar Programme entwickelt, in deren Rahmen Ihnen die Vermittlung eines Experten und die Übernahme der Kosten angeboten werden. Ihre Krankenversicherung ist auch für grundsätzliche Fragen bei der Vermittlung einer Zweitmeinung ein guter Ansprechpartner.

Wenn Sie weitere Fragen zum Thema „Zweitmeinung" haben, können Sie sich auch an die **„Unabhängige Patientenberatung"** wenden. Dabei handelt es sich um eine Einrichtung, welche von verschiedenen Sozialverbänden getragen und von den gesetzlichen und privaten Krankenversicherern finanziell unterstützt wird. Die Internetadresse der „Unabhängigen Patientenberatung" ist im Anhang aufgeführt.

Für das Einholen einer Zweitmeinung ist es notwendig, dass der hinzugezogene Experte Ihre gesamten Befunde erhält. Bei den meisten Daten reicht der schriftliche Befund. Jedoch für bildgebende Untersuchungen wie Röntgenaufnahmen oder Kernspintomographien, etc. hat es sich als hilfreich erwiesen das Bildmaterial mitzugeben.

Bei jeder bildgebenden Untersuchung gibt es einen gewissen Interpretationsspielraum, der möglicherweise diskrepante Befundeinschätzungen durch den zweiten Experten zur Folge hat. Da jeder Experte seine Einschätzung der therapeutischen Maßnahmen aufgrund der eigenen Beurteilung des Befundes treffen muss, ist das Vorliegen des Bildmaterials eine fast obligatorische Notwendigkeit.

> Achten Sie daher schon im Anfangsstadium der Befunderhebung darauf, dass Sie für Ihre eigenen Unterlagen Kopien sämtlicher Untersuchungsbefunde, einschließlich der bildgebenden Untersuchungen erhalten.

Sie haben als Patient grundsätzlich ein Recht auf Aushändigung von Befundkopien. Dieses Recht nehmen viele Patienten in Anspruch. Lassen Sie sich also nicht durch eine mürrische Krankenschwester oder einen irritierten Arzt abspeisen. Da bildgebende Untersuchungsverfahren heutzutage in den allermeisten Fällen in digitaler Form gespeichert werden, lassen Sie sich eine Kopie der Untersuchung auf einer CD aushändigen.

Wenn eine zweite Meinung vorliegt, können theoretisch zwei Szenarien eintreten: die Zweitmeinung entspricht oder widerspricht der ersten Einschätzung. Im ersten Fall fällt der Entschluss leicht, der gleichlautenden Einschätzung beider Experten zu folgen. Im zweiten Fall haben Sie ein Entscheidungsproblem. Schließen Sie sich der ersten oder der zweiten Meinung an?

Um diese Entscheidung treffen zu können, ist es wichtig, dass Sie sich bei dem Arzt, der die zweite Meinung abgeben soll, **persönlich vorstellen.** Manchmal sind Ärzte nur aufgrund der Befunde bereit, ihre Meinung abzugeben, ohne den Patienten persönlich zu sehen.

Darauf sollten Sie sich nicht einlassen. Für eine aus-
gewogene und fundierte ärztliche Meinung ist es auch
für den die Zweitmeinung abgebenden Arzt hilfreich,
den Patienten mit seiner Persönlichkeit kennen zu lernen.
Der die Zweitmeinung abgebende Arzt kann Ihnen dann
seine Einschätzung mündlich erklären, und darlegen, wo
und warum er von der Einschätzung des ersten Arztes
abweicht. Wenn Sie nun eine verständliche Erklärung
erhalten haben und Ihnen alle Fragen durch den Zweit-
gutachter beantwortet worden sind, haben Sie in der Regel
ein gutes Informationsfundament, um Ihre Entscheidung
für oder gegen eine Therapie zu treffen.

2.10 Die seelische Verfassung nach Erhalt der Diagnose – soll ich mich sorgen oder kann ich hoffen?

Wenn man sich krank fühlt, mag die Auseinandersetzung
mit der Symptomatik zunächst lediglich Unbehagen über
die unangenehme Behinderung des Tagesablaufs verursachen. Wenn jedoch die Dauer der Erkrankung sich
verlängert, wenn die Symptome sich verstärken oder
wenn Symptome hinzukommen, die man als bedrohlich
wahrnimmt, geht das Unbehagen in Sorge über. Ein all-
gemeines Krankheitsgefühl mit Abgeschlagenheit und
erhöhten Temperaturen würden Sie möglicherweise noch
als banalen fieberhaften Infekt abtun. Kämen allerdings
stark geschwollene Lymphknoten in den Leisten und am
Hals oder tiefrote Punkte an den Beinen hinzu, würde
sich Ihre Einschätzung des Schweregrades der Erkrankung
wahrscheinlich ändern. In dem Augenblick, in dem die
Erkrankung von Ihnen bisher bekannten Mustern abweicht,
wandelt sich Ihr Gefühl des Unbehagens in echte Sorge.

Jeder Mensch verfügt über ein festes **Gesundheitsselbstbewusstsein,** das ihn davor schützt, bei jeder Veränderung seines Körpers eine schwerwiegende Erkrankung zu vermuten. Ein solcher Schutzmechanismus ist sinnvoll, da die meisten Beschwerden sich dank der Selbstheilungskräfte des Körpers spontan zurückbilden. („Es kommt von alleine, es geht von alleine").

Dieses Grundvertrauen in unsere eigene Gesundheit und unsere Selbstheilungskräfte ermöglicht uns erst ein normales Leben. Ist dieses Selbstvertrauen schwach ausgebildet und ein eigentlich gesunder Mensch glaubt bei jeder Veränderung seines Körperempfindens an eine ernsthafte Erkrankung, nennt man diesen Zustand **Hypochondrie.** Solche psychische Beeinträchtigung bedeutet für den Betroffenen eine erhebliche Einschränkung seiner Lebensqualität. Hypochondrie kann derartig krankhafte Züge annehmen, dass für den Betroffenen infolge des enormen Leidensdrucks ein normales Leben nicht mehr möglich ist. Die normale Auseinandersetzung der Menschen mit ihren körperlichen Missempfindungen ist äußerst vielfältig. Der Übergang in eine echte Hypochondrie kann fließend sein.

In der Wahrnehmung des eigenen Körpers kann ein Mensch somit ein weites Spektrum von sorglosen bis zu sehr besorgten Verhaltensweisen erleben. Je nach Veranlagung werden wir daher Veränderungen an unserem Körper als unterschiedlich bedrohlich wahrnehmen. Ist ein Gefühl der **Bedrohung** jedoch einmal eingetreten, führt es bei allen Betroffenen zu einer Erschütterung des eigenen Gesundheitsselbstvertrauens. Die bisherige natürliche Selbstsicherheit geht verloren und wird durch die Unsicherheit über die Diagnose, den weiteren Verlauf und die Heilungsmöglichkeiten abgelöst. Diese Verunsicherung ist in der Anfangsphase einer Erkrankung in aller Regel nicht tiefgreifend und existenziell, da wir großes Vertrauen in die heutige Medizin mit ihren Behandlungsmethoden erworben haben. Unsere bisherige Erfahrung: „Es kommt von alleine und geht von alleine" gilt nun nicht mehr und die aufkommende Sorge veranlasst uns, uns an einen Arzt zu wenden. Der Arztbesuch wird von unserem Wunsch gesteuert, Kontrolle über die Erkrankung zu erlangen, Sicherheit über die zugrunde liegende Diagnose und den weiteren Verlauf zu gewinnen und geheilt zu werden. Wir gehen dabei mit unserem behandelnden Arzt eine Allianz zur Überwindung der Erkrankung ein, mit dem Ziel einer **„restitutio ad integrum",** dem vollständigen Wiedererlangen der Gesundheit. Das vorherrschende Gefühl zu Beginn einer Erkrankung ist **sorgenvolle Hoffnung.**

Literatur

Dr. Internet (2015) Studie zum Krankheitssuchverhalten in Deutschland sowie zur Qualität von Gesundheitsinformationen im Internet, Central Krankenversicherung

3

Meine Diagnose ist geklärt – wie geht es weiter?

Inhaltsverzeichnis

3.1 Der behandelnde Arzt 56
3.2 Die behandelnde Klinik 58
  3.2.1 Wie bekomme ich Kontakt zu
        der Klinik meiner Wahl?. 59
3.3 Der Arbeitsplatz 61
  3.3.1 Anzeige und Nachweis der
        Arbeitsunfähigkeit 61
  3.3.2 Die Lohnfortzahlung 62
  3.3.3 Krankheitsbedingte Kündigung 63
3.4 Die Krankenversicherung. 65
  3.4.1 Die gesetzliche Krankenkasse 69
  3.4.2 Die private Krankenversicherung 70
  3.4.3 Die Beihilfe 72
  3.4.4 Das Krankengeld 72

© Der/die Herausgeber bzw. der/die Autor(en), exklusiv lizenziert
durch Springer-Verlag GmbH, DE, ein Teil von Springer Nature 2020
A. Barmeyer, *Krank, was tun?*,
https://doi.org/10.1007/978-3-662-61628-4_3

3.4.5   Das Krankentagegeld   73

3.4.6   Das Krankenhaustagegeld.   75

3.5   Die seelische Verfassung bei schwerwiegenden
und chronischen Erkrankungen- wie gehe ich
damit um?   75

Literatur   81

In diesem Kapitel erfahren Sie, welche Wege Sie einschlagen können, um nach Erhalt der Diagnose eine
Behandlung zu beginnen. Außerdem lernen Sie was Sie bei
einer Erkrankung in Ihrem Berufsleben und im Umgang
mit Ihrer Krankenkasse beachten müssen.

3.1   Der behandelnde Arzt

Wenn Ihre Diagnose gesichert ist, stellt sich die Frage der
Behandlung. Sollte für Ihre Erkrankung eine **konservative
Behandlung,** also eine Behandlung ohne invasiven Eingriff
oder ohne Operation sinnvoll sein, kann die Behandlung
in den meisten Fällen durch Ihren Hausarzt erfolgen.
Selbst in denjenigen Fällen, in welchen die Diagnose durch
die Untersuchung eines anderen Facharztes mit anderem
Schwerpunkt erstellt worden ist, kann häufig der Hausarzt die Therapie weiterführen. Der Schwerpunkt-Fach-
arzt wird in seiner Beurteilung Empfehlungen für die
weitere Behandlung aussprechen, die durch Ihren Hausarzt
umgesetzt werden. Die Behandlung durch den Hausarzt
hat für Sie Vorteile: Sie erhalten rasche Termine. Ihr Hausarzt erkennt durch Ihre häufigeren Besuche rascher die
einsetzenden Veränderungen Ihres Gesundheitszustandes.
Auch kann er Hausbesuche bei Ihnen durchführen, falls
das notwendig sein sollte.

Sollte es Ihre Erkrankung allerdings erfordern, dass die
Behandlung **aufwendige Therapiemaßnahmen** erfordert,

wie es bei vielen Krebserkrankungen der Fall ist, oder dass spezialisierte Eingriffe bzw. Operationen vorgenommen werden müssen, dann ist eine Behandlung bei einem organspezifischen Facharzt notwendig. Natürlich macht es Sinn, diese Behandlung bei demjenigen Arzt vornehmen zu lassen, welcher auch die Diagnose gestellt hat. In den allermeisten Fällen ist das der für die Erkrankung beste Weg, zumal er der Arzt Ihres Vertrauens ist.

Allerdings gibt es Ausnahmen. Sollte sich bei der Diagnostik herausgestellt haben, dass Sie an einer seltenen Erkrankung leiden, dann sollten Sie sich fragen, wie viel Erfahrung der behandelnde Arzt mit dieser Erkrankung hat. Gerade in der Medizin kommt der **Erfahrung** ein besonderes Gewicht zu. Da jede Erkrankung individuell einen eigenen Verlauf nehmen kann, sollten Sie sich in jedem Fall bei einem Arzt in Behandlung begeben, der viele Verläufe Ihrer Erkrankung gesehen hat.

> Im Falle einer seltenen Erkrankung sollten Sie nicht davor zurückschrecken, Ihren behandelnden Arzt nach seiner Erfahrung mit diesem Krankheitsbild zu fragen.

Hierbei sollten Sie beachten, dass Werbung in eigener Sache nicht immer mit der Realität übereinstimmt.

Wie erhalten Sie jedoch zusätzliche Informationen über die Erfahrung Ihres Arztes? Eine gute Informationsquelle gerade bei seltenen Erkrankungen sind die Internetseiten von Selbsthilfegruppen. Hier finden Sie Foren, welche sich mit den Erfahrungen und dem Spezialwissen von Ärzten beschäftigen. Solche Foren sind eine große Hilfe bei der Suche nach einem erfahrenen Arzt. Sie können eigene Fragen formulieren und nach den persönlichen Erfahrungen mit bestimmten Ärzten fragen. Natürlich sind auch alle schon in früheren Kapiteln angesprochenen Informationswege geeignet, einen erfahrenen Arzt zu finden.

3.2   Die behandelnde Klinik

Viele Erkrankungen können ambulant behandelt werden. Falls jedoch eine Operation oder ein anderer invasiver Eingriff notwendig ist, sollte das möglichst in einer dafür spezialisierten Klinik erfolgen. Auch im Falle einer Therapie, die eine enge Verzahnung zwischen stationärer und ambulanter Behandlung sinnvoll erscheinen lässt, ist es häufig günstiger, wenn Sie diese in einer Klinik durchführen lassen.

> **Beispiel**
>
> Bestimmte Chemotherapien werden in Zyklen, die sich zeitgerecht wiederholen, stationär durchgeführt. Zwischen den Zyklen bleiben die Patienten in ambulanter Betreuung. In derartigen Fällen macht es Sinn, dass die Klinik, welche die stationäre Chemotherapie durchführt, auch die ambulante Betreuung zwischen den Zyklen übernimmt.

Bei der Entscheidung für die behandelnde Klinik sollten Sie neben den in den früheren Kapiteln geschilderten Auswahlkriterien folgendes bedenken: Beziehen Sie in Ihre Überlegungen mit ein, dass auch längere Therapiemaßnahmen notwendig sein könnten und Sie evtl. viele Termine in der Klinik wahrnehmen müssten. In einem solchen Fall hat eine heimatnahe Klinik für Sie den Vorteil kurzer Anfahrtswege.

Sollten wiederholte Termine in der Klinik notwendig werden, wird die klinikspezifische Organisation für Sie bedeutsam. Sie sollten darauf achten, dass Sie möglichst stets vom gleichen Arzt behandelt werden. Sie stellen dadurch sicher, dass Ihre spezifischen Probleme auch im Detail bekannt sind. Manche Kliniken sind derart organisiert, dass ihre Ambulanzen stets mit wechselnden

Ärzten besetzt sind. Die Versorgung von Patienten, die regelmäßig dorthin kommen müssen, kann dadurch erheblich erschwert sein. Wenn stets ein anderer Arzt Sie in der Ambulanz sieht, muss er sich jedes Mal neu in Ihre Akte einlesen und sich darüber in Kenntnis setzen, was Ihr Behandlungsplan vorsieht. In solchen Fällen kann das zu Informationsverlust und zu erheblichen Verwirrungen führen.

Die Nähe der Klinik und ein kompetenter, stets gleicher Ansprechpartner sind für Sie im Falle einer langwierigen, regelmäßigen Behandlung mit Wiedervorstellungen somit von großem Interesse. Gerade bei komplexeren Erkrankungen ist es unausweichlich, dass Sie häufiger Kontakt zu Ihrer Klinik suchen müssen, um medizinische und organisatorische Fragen zu klären. Wenn Sie mehrfach nicht an die für Sie zuständige Person weiterverbunden werden, oder wenn Ihre Rückrufbitten nicht befolgt werden, ist das für eine korrekte Behandlung nicht zuträglich. Solche Probleme im Vorfeld herauszufinden, kann schwierig sein. Erfahrungsberichte anderer Betroffener in Foren oder aus dem Bekanntenkreis sind dabei hilfreich. Wenn solche Probleme auftreten, lassen Sie sich in der Ambulanz oder bei Ihrem Ambulanzarzt die direkten Durchwahlnummern herausgeben. Das schont Ihre Nerven.

3.2.1 Wie bekomme ich Kontakt zu der Klinik meiner Wahl?

Nachdem Sie sich ausführlich informiert und für eine Schwerpunktklinik oder eine Schwerpunktabteilung entschieden haben, in der Sie Ihre Behandlung durchführen lassen wollen, müssen Sie sich um eine Aufnahme in deren Behandlungsprogramm bemühen. Der Weg ist leicht und führt in der Regel über die Ambulanz. Lassen Sie sich einen ambulanten Vorstellungstermin geben und bringen Sie an diesem Termin alle Ihre bisher erhobenen Befunde einschließlich der CDs mit den bei Ihnen durchgeführten bildgebenden Untersuchungen mit. Schildern Sie in dem ersten ambulanten Gespräch den Weg, den Sie aufgrund Ihrer Erkrankung bisher durchgemacht haben und die Gründe, derentwegen Sie sich an diese Klinik gewandt haben.

Der Ambulanzarzt wird Ihre Unterlagen prüfen und Ihnen anschließend das weitere Vorgehen mitteilen. Eventuell werden noch weitere Untersuchungen notwendig, welche vor Ort in die Wege geleitet werden können. Man wird Ihnen einen ambulanten Termin für die Behandlung oder eine stationäre Aufnahme vorschlagen. Bei der Wahl zwischen ambulanter oder stationärer Behandlung orientiert er sich dabei an einem Katalog (G-AEP = German appropriate evaluation protocol), welcher von Krankenversicherern und Krankenhausgesellschaft erstellt wurde, um die Notwendigkeit einer stationären Aufnahme zu definieren. In der Regel wird dazu eine Einweisung zu einer stationären Behandlung von Ihrem Hausarzt benötigt.

Sollten Sie sich für eine Behandlung in einer weiter entfernten Klinik entschieden haben, kann der Weg über die ambulante Vorstellung eventuell dadurch umgangen werden, dass Sie per Post alle Ihre Befunde und CDs mit einem erklärenden Anschreiben an die Klinik schicken. Als Ansprechpartner empfiehlt sich immer der Chefarzt oder der leitende Oberarzt. Von einer gut organisierten Klinik erhalten Sie in der Regel innerhalb von zwei Wochen Antwort. Falls Sie länger warten müssen, lohnt sich eine weitere freundliche telefonische Anfrage immer. In der Regel wird die Klinik im Falle einer Aufnahme Ihre

Behandlung so planen, dass zusätzlich benötigte Untersuchungen gleich am Aufnahmetag erfolgen, um einen möglichst raschen Therapiebeginn in die Wege zu leiten.

3.3 Der Arbeitsplatz

Zwischen Arbeitnehmer und Arbeitgeber bestehen im Krankheitsfall verschiedene Rechte und Pflichten, die im sogenannten Entgeltfortzahlungsgesetz und im Kündigungsschutzgesetz niedergelegt sind. Die für Sie im Krankheitsfall wahrscheinlich wichtigsten Regelungen betreffen die Verpflichtung des Arbeitnehmers, dem Arbeitgeber die Erkrankung zu melden und per Attest nachzuweisen sowie die Verpflichtung des Arbeitgebers zur sofortigen Entgeltfortzahlung und zur Einhaltung der Bestimmungen zum Kündigungsschutz im Krankheitsfall.

3.3.1 Anzeige und Nachweis der Arbeitsunfähigkeit

Bei Beginn einer Erkrankung hat der Arbeitnehmer eine Anzeigepflicht gegenüber dem Arbeitgeber. Das heißt, er muss den Arbeitgeber darüber informieren, dass er nicht arbeitsfähig ist. Die Arbeitsunfähigkeit orientiert sich dabei am Tätigkeitsfeld des Arbeitnehmers. Daher lösen nur diejenigen Erkrankungen Arbeitsunfähigkeit aus, welche den Arbeitnehmer für seine spezifischen Aufgaben unfähig machen. Ein Arzt, der als Chirurg arbeitet, ist bei Heiserkeit noch nicht arbeitsunfähig, ein Radiomoderator dagegen schon, da dessen Arbeit überwiegend aus Sprechen besteht.

Die Anzeige der Arbeitsunfähigkeit muss unverzüglich erfolgen und wird durch den Arbeitnehmer durch Vorlage einer ärztlichen **Arbeitsunfähigkeitsbescheinigung**

nachgewiesen. Dieser Vorgang muss in der Regel innerhalb der ersten drei Tage nach Beginn der Arbeitsunfähigkeit erfolgen, soweit nichts anderes vereinbart ist.

In der Folge muss auch die fortdauernde Arbeitsunfähigkeit lückenlos durch entsprechende Bescheinigungen
gegenüber dem Arbeitgeber nachgewiesen werden. Dies
gilt auch nach Beendigung der Entgeltfortzahlung des
Arbeitgebers. Das ist auch für Sie von Bedeutung, da
durch die Gerichte ärztlichen Attesten eine hohe Beweis-
kraft zugestanden wird. Sollte eine gerichtliche Auseinandersetzung mit Ihrem Arbeitgeber drohen, haben
Sie mit den Arbeitsunfähigkeitsbescheinigungen wichtige
Beweismittel an der Hand.

3.3.2 Die Lohnfortzahlung

Innerhalb bestimmter gesetzlicher und tariflicher
Regelungen ist der Arbeitgeber im Krankheitsfall des
Arbeitnehmers zur Lohnfortzahlung (Entgeltfortzahlung)
verpflichtet. Der Anspruch besteht dann, wenn die
Arbeitsunfähigkeit unverschuldet zustande gekommen ist
und das Arbeitsverhältnis bereits länger als vier Wochen
bestanden hat. Die Höhe der Lohnfortzahlung richtet sich
nach dem Bruttogehalt des Arbeitnehmers.

Jetzt wird es kompliziert: Die Dauer der Fortzahlung
beträgt bis zu sechs Wochen. Nach Ablauf der Lohnfortzahlung ist der Arbeitgeber nicht mehr verpflichtet,
weitere Zahlungen zu leisten, bis die Arbeit wieder aufgenommen wird. Selbst wenn der Arbeitnehmer innerhalb von sechs Monaten nach Wiederaufnahme der Arbeit
aufgrund der gleichen Krankheit erneut arbeitsunfähig
wird, ist der Arbeitgeber nicht zu einer erneuten Lohnfortzahlung verpflichtet. Ein Anspruch auf Lohnfortzahlung
im Krankheitsfall nach dem Ablauf der sechs Wochen

entsteht erst wieder im Falle einer anderen Erkrankung, bei der gleichen Erkrankung sechs Monate nach Wiederaufnahme der Arbeit oder 12 Monate nach erstmaliger Arbeitsunfähigkeit aufgrund der gleichen Erkrankung.

Beispiel

Wenn Sie wegen eines Rheumaleidens arbeitsunfähig geworden sind und die sechswöchige Entgeltfortzahlung durch Ihren Arbeitgeber abgelaufen ist, erhalten Sie erstmals Ihren Lohn wieder, wenn Sie die Arbeit wieder aufgenommen haben. Wenn Sie kurz darauf erneut aufgrund desselben Rheumaleidens arbeitsunfähig werden sollten, erhalten Sie keine erneute Lohnfortzahlung.

Sollten Sie jedoch aufgrund einer jetzt fieberhaften Erkältung arbeitsunfähig werden, ist Ihr Arbeitgeber verpflichtet, Ihnen das Entgelt weiterzuzahlen. Erst wenn Sie nach der letzten Arbeitsunfähigkeit aufgrund des Rheumaleidens mehr als sechs Monate gearbeitet haben und dann wieder wegen des gleichen Rheumaleidens arbeitsunfähig werden, muss der Arbeitgeber Ihren Lohn wiederum bis zu sechs Wochen weiterbezahlen.

Wenn Sie allerdings innerhalb eines Jahres wiederholt aufgrund des gleichen Rheumaleidens erneut arbeitsunfähig werden, besteht für den Arbeitgeber erst 12 Monate nach Beginn der ersten rheumabedingten Arbeitsunfähigkeit die gesetzliche Verpflichtung, eine erneute Entgeltfortzahlung bis zu sechs Wochen zu leisten.

3.3.3 Krankheitsbedingte Kündigung

Häufig hört man, dass einem Erkrankten grundsätzlich nicht gekündigt werden kann. Das ist nicht korrekt. Krankheit schützt durchaus nicht vor Kündigung. Krankheit kann sogar ein Kündigungsgrund sein. Die meisten Angestellten genießen durch das Kündigungsschutzgesetz einen allgemeinen Kündigungsschutz. Der allgemeine Kündigungsschutz wird durch Krankheit nicht verändert.

Nach dem Kündigungschutzgesetz kann aufgrund von drei Bedingungen eine Kündigung ausgesprochen werden:

1. Arbeitsunfähigkeit des Arbeitnehmers
2. Verhalten des Arbeitnehmers
3. Betrieblich begründbare Kündigung.

Eine Kündigung aus Krankheitsgründen ist mit der nicht mehr vollwertigen Arbeitskraft begründbar. Um eine Kündigung aus Krankheitsgründen aussprechen zu können, müssen drei Voraussetzungen erfüllt sein:

1. Die Prognose für die Gesundheit des Arbeitnehmers ist ungünstig. Eine ausreichende Verbesserung der Gesundheit ist nicht mehr zu erwarten.
2. Durch die gesundheitlichen Einschränkungen des Arbeitnehmers sind die betrieblichen Abläufe erheblich gestört.
3. Nach Abwägung der Interessen des Arbeitgebers und Arbeitnehmers überwiegen die Interessen des Arbeitgebers.

Für Sie als Betroffenen bedeutet das:

> Ihr Arbeitgeber ist gesetzlich stark eingeschränkt, Ihnen krankheitsbedingt zu kündigen.

Sind nicht alle drei Voraussetzungen erfüllt und können diese vor Gericht nicht glaubhaft gemacht werden, ist die Kündigung unwirksam. Ist zum Beispiel zu erwarten, dass Ihr Gesundheitszustand sich in Zukunft verbessern wird, so ist es nicht möglich, Ihnen die Kündigung aus Krankheitsgründen auszusprechen.

Neben solchen gesetzlichen Vorgaben gibt es für den Arbeitgeber noch weitere Bedingungen, welche er vor Aussprechen einer Kündigung beachten muss. Zum Beispiel darf er bestimmten Personengruppen wie Schwangeren und Schwerbehinderten krankheitsbedingt nicht kündigen. In Betrieben mit einem Betriebsrat muss dieser vor einer krankheitsbedingten Kündigung angehört werden. Sollten diese gesetzlichen Regelungen missachtet werden, ist die Kündigung ungültig und kann gerichtlich angefochten werden.

Daher sollten Sie, falls Sie eine krankheitsbedingte Kündigung erhalten, umgehend rechtlichen Rat einholen. Es gilt zu entscheiden, ob Sie die Kündigung durch eine **Kündigungsschutzklage** vor dem Arbeitsgericht anfechten. Kündigungsschutzklagen müssen innerhalb von drei Wochen nach Erhalt der Kündigung beim Arbeitsgericht eingehen. Damit ist Eile geboten. Schieben Sie daher das Einholen eines rechtlichen Rates nicht auf die lange Bank. Zum einen steht für Sie der Verlust Ihres Arbeitsplatzes auf dem Spiel. Zum anderen ermöglicht eine Kündigungsschutzklage die Sicherung einer eventuellen Abfindung. Geben Sie sich also bei einer krankheitsbedingt begründeten Kündigung nicht zu früh geschlagen, sondern lassen Sie Ihre rechtliche Position durch einen Rechtsanwalt überprüfen.

3.4   Die Krankenversicherung

Das deutsche Krankenversicherungswesen ist stark zersplittert. Anfang des Jahres 2020 gab es 155 verschiedene Krankenversicherer. Davon entfielen ca. zwei Drittel auf gesetzliche Krankenkassen und ein Drittel auf private Krankenversicherungen. In den letzten Jahren hat sich die zunehmende Verringerung der Krankenversicherungen fortgesetzt. Seit 2009 besteht in Deutschland eine Krankenversicherungspflicht für alle Personen, welche ihren Wohnsitz in Deutschland haben. Daher hat ein

Versicherter grundsätzlich innerhalb gewisser Grenzen die Freiheit, sich bei einer **gesetzlichen Krankenkasse** oder bei einer **privaten Krankenversicherung** zu versichern.

Es konkurrieren hier zwei sehr unterschiedlich organisierte Versicherungsprinzipien miteinander (Tab. 3.1).

Tab. 3.1 Unterschiede zwischen gesetzlicher Krankenkasse und privater Krankenversicherung

Gesetzliche Krankenkasse	Private Krankenversicherung
Solidaritätsprinzip	**Äquivalenzprinzip**
• alle erhalten die gleichen Leistungen	• individuell versicherte Leistungen werden erstattet
• nicht Berufstätige sind beitragsfrei mitversichert (z. B. Kinder)	• für jeden Versicherten muss ein Beitrag gezahlt werden (auch Kinder)
Sachleistungsprinzip	**Kostenerstattungsprinzip**
der Arzt erbringt gegenüber dem Versicherten die Leistung und rechnet diese direkt mit der GKV ab	der Arzt stellt dem Versicherten die erbrachte Leistung in Rechnung, der Versicherte lässt sich den Rechnungsbetrag von der PKV rückerstatten
Umlageprinzip	**Kapitaldeckungsprinzip**
• alle Versicherten zahlen in einen Topf aus dem die Leistungen bezahlt werden	durch die Beitragszahlungen wird ein individuelles Kapital gebildet, welches am Kapitalmarkt angelegt wird. Im Leistungsfall erfolgt die Rückerstattung aus dem Kapital
• Defizite werden aus Steuermittel ausgeglichen	
Kassenbeitrag	**Kassenbeitrag**
einkommensabhängig	abhängig von individuellem Gesundheitsrisiko und gewählter Leistung
Leistungsumfang	**Leistungsumfang**
gesetzlich geregelt	individuell vereinbart
Streitigkeiten	**Streitigkeiten**
werden vor Sozialgerichten geführt	werden vor Zivilgerichten geführt

Die gesetzlichen Krankenkassen sind Körperschaften des öffentlichen Rechts, sodass rechtliche Verfahren zwischen Versicherten und Krankenkassen vor den Sozialgerichten nach Maßgabe des Sozialgesetzbuches geführt werden. Private Krankenversicherungen hingegen unterliegen der privatrechtlichen Rechtsprechung. Rechtliche Verfahren zwischen Versicherten und privaten Krankenkassen obliegen daher den Zivilgerichten.

Die gesetzliche Krankenversicherung funktioniert nach dem sogenannten **Solidaritätsprinzip.** Das bedeutet, alle Versicherten zahlen einen einkommensabhängigen Krankenkassenbeitrag. Im Rahmen der Familienversicherung sind dabei auch die einkommenslosen Familienangehörigen eines Beitragzahlers solidarisch mitversichert. Für die Finanzierung der gesetzlichen Krankenversicherung werden zusätzlich zu den Beiträgen auch Steuermittel verwendet. Seit einigen Jahren können die gesetzlichen Krankenkassen abhängig von ihrer wirtschaftlichen Situation Zusatzbeiträge erheben oder Prämien auszahlen.

Die private Krankenversicherung hingegen funktioniert nach dem **Äquivalenzprinzip.** Das bedeutet, dass sich die Höhe der Beiträge bei jedem Versicherten individuell nach seinem persönlichen Gesundheitsrisiko und seinem gewünschten Versicherungsumfang richten. Daher muss für jeden Versicherten, auch für dessen Kinder, ein eigener Beitrag gezahlt werden. Die Höhe des Einkommens ist bei der privaten Krankenversicherung im Gegensatz zur gesetzlichen Versicherung für die Bemessung der Beiträge unerheblich. Die privaten Krankenversicherungen erhalten keine zusätzlichen Hilfen aus Steuermitteln.

Aufgabe der gesetzlichen Krankenkassen ist es, Leistungen zur Krankenversorgung nach dem **Sachleistungsprinzip** zur Verfügung zu stellen. Das bedeutet, dass der Versicherte Leistungen von kassenärztlich tätigen Ärzten oder anderen Leistungserbringern erhält. Die Leistung wird dann zwischen den gesetzlichen Krankenkassen und den Leistungserbringern abgerechnet. Es besteht somit keine vertragliche Beziehung bei der Abrechnung zwischen dem gesetzlich versicherten Patienten und den Leistungserbringern. Eine Ausnahme stellen Zuzahlungen dar, welche auf gesetzlicher Grundlage für eine Anzahl von Leistungen von den Versicherten mit erbracht werden müssen. Die Abrechnung dieses Eigenanteils erfolgt in der Regel direkt zwischen dem Leistungserbringer und dem Versicherten.

Anders verhält es sich bei privat Krankenversicherten. Sie schließen mit dem jeweiligen Leistungserbringer einen Behandlungsvertrag und müssen dessen Leistungen zunächst selbst bezahlen. Sie können sich dann die Beiträge von der privaten Krankenversicherung rückerstatten lassen. Die privaten Krankenversicherten arbeiten somit nach dem sogenannten **Kostenerstattungsprinzip.**

Die Leistungen der gesetzlichen Krankenkassen sind im Detail gesetzlich festgelegt. Der Leistungsanspruch ist für jeden gesetzlich Versicherten gleich. Unabhängig von seiner einkommensabhängigen Einzahlung (Gesundheitsprämie) erhält jeder Versicherte das gleiche Leistungsspektrum. Über die gesetzlich vorgeschriebenen Leistungen hinaus darf jede Krankenkasse auch zusätzliche Leistungen anbieten. Aufgrund solcher Angebote können auch gesetzliche Krankenkassen untereinander um die Gewinnung neuer Kunden konkurrieren.

Die Leistungen der privaten Krankenversicherungen werden individuell zwischen dem Versicherten und der Versicherung vertraglich festgelegt, wobei auch eine Selbstbeteiligung des Versicherten an den Versicherungsleistungen in unterschiedlicher Höhe vereinbart werden kann. Jeder Versicherte hat die Möglichkeit, seine Gesundheitsrisiken individuell abzusichern und durch den Ausschluss bestimmter Leistungen seine Beiträge zu reduzieren.

Aufgrund dieser Unterschiede in den beiden Versicherungsprinzipien wird sich im Krankheitsfall die Kommunikation zwischen Ihnen und Ihrer Krankenversicherung auch unterschiedlich gestalten.

3.4.1 Die gesetzliche Krankenkasse

Sind Sie bei einer gesetzlichen Krankenkasse versichert, belastet Sie im Krankheitsfall kein großer bürokratischer Aufwand. Die Kosten der Arztbesuche werden zwischen kassenärztlicher Vereinigung (Vertretung aller Kassenärzte) und Ihrer Krankenkasse abgerechnet. Gleiches gilt für die Kosten von Medikamenten, Physiotherapie, speziellen Heilmitteln, von Apothekenkosten und den Kosten anderer Leistungserbringer. Sie haben bei der Abrechnung von Gesundheitsleistungen keine Verpflichtungen. Lediglich die gesetzlich festgelegte Eigenzuzahlung zu bestimmten Leistungen muss von Ihnen direkt an den Leistungserbringer bezahlt werden. Ihr Arzt weiß, welche Leistungen von den Krankenkassen übernommen werden müssen und welche Leistungen zahlungspflichtig sind.

Der bürokratische Aufwand nimmt allerdings zu, wenn Sie Leistungen von Ihrer Krankenkasse benötigen, die nicht zu den häufigen Standardleistungen gehören und nur für bestimmte Erkrankungen zugelassen sind. Hierunter fallen Kuren, Hilfsmittel bei drohender oder bestehender Behinderung oder bestimmte teure Therapien mit engen Einsatzfeldern. Solche Leistungen müssen beantragt werden. Es empfiehlt sich für Sie daher schon im Vorfeld abzuklären, in welchem Umfang diese Leistungen von Ihrer Krankenkasse übernommen werden.

In einer solchen Situation ist eine gedeihliche Zusammenarbeit mit Ihrem Hausarzt besonders wichtig. Er wird Ihnen mit entsprechenden Bescheinigungen und

Verschreibungen helfen. Gelegentlich kann es jedoch zwischen Ihrem Arzt und der Krankenkasse über die Notwendigkeit einer Maßnahme unterschiedliche Auffassungen geben. So könnte Ihr Arzt der Meinung sein, dass Sie ein bestimmtes, besonders teures Medikament benötigen, das nach Auffassung Ihrer Krankenkasse nicht für eine spezielle Indikation zugelassen ist. In solchen Fällen entscheidet dann häufig die Hartnäckigkeit und das Engagement Ihres Arztes, ob er die Krankenkasse zum Einlenken bewegen und eine Kostenübernahme durch die Krankenkasse erwirken kann. Jede Krankenkasse führt eine Hotline zur Kundenbetreuung, welche Sie kontaktieren können, um Informationen zu erfragen. Zögern Sie nicht, dort nachzufragen. In der Regel erhalten Sie eine fachkundige Beratung und Unterstützung auch in strittigen Fällen.

3.4.2 Die private Krankenversicherung

Aufgrund der unterschiedlichen Finanzierungsart der Leistungen bei der privaten Krankenversicherung müssen Sie als Privatversicherter intensiver mit Ihrer Versicherung kommunizieren, als Sie es im Falle einer gesetzlichen Versicherung müssten. Da in der privaten Krankenversicherung das **Kostenerstattungsprinzip** gilt, müssen Sie zunächst alle Rechnungen der Leistungserbringer selbst begleichen und sich diese Beträge von der Versicherung zurückerstatten lassen. Sie müssen der privaten Krankenversicherung zur Rückerstattung alle Rechnungen zukommen lassen. Da Sie zunächst alle Kosten selbst begleichen müssen, ist es für Sie unumgänglich zu kontrollieren, ob die Rückerstattung an Sie auch korrekt vorgenommen wurde. Das Abrechnen der Beträge erfolgt bei den Krankenversicherern halbautomatisch und ist nicht immer fehlerfrei.

> Heben Sie sich eine Kopie der eingereichten Rechnungen unbedingt auf und prüfen Sie, ob die Beträge auf Ihr Konto rückerstattet wurden.

Neben möglichen Fehlern bei der Abrechnung gibt es auch andere Eventualitäten, derentwegen keine vollständige Rückerstattung der Beträge erfolgt ist. Zum Beispiel kann in Ihrem Vertrag bei manchen Leistungen eine gewisse Selbstbeteiligung vorgesehen sein, sodass bestimmte Leistungen nur bis zu einer bestimmten Höhe abgedeckt werden. Sie sollten in einem solchen Fall sämtliche Abweichungen in den Abrechnungen mit Ihrem Krankenversicherer klären. Auch in einem solchen Fall ist die Kontaktierung einer Kundenbetreuung oder Hotline, welche Ihnen weiterhelfen kann, sinnvoll.

Jeder Vertrag mit einer privaten Krankenversicherung wird individuell abgeschlossen. Er umfasst unterschiedliche Leistungspakete. Es ist nicht immer eindeutig, ob eine bestimmte Leistung durch Ihren persönlichen Vertrag gedeckt ist. Da Sie als Privatversicherter einen Behandlungsvertrag mit den Leistungserbringern eingehen, haften Sie auch für die Bezahlung der Rechnung. Nehmen Sie etwa eine besonders teure Leistung in Anspruch, deren Rückerstattung Ihre Krankenversicherung verweigert, bleiben Sie möglicherweise auf den Kosten der Behandlung sitzen. Daher empfiehlt es sich, vor jeder Inanspruchnahme einer nichtalltäglichen oder besonders teuren medizinischen Leistung eine **schriftliche Kostenübernahmeerklärung** Ihrer Krankenversicherung einzuholen. Rufen Sie dafür deren Kundenberatung an und erfragen Sie, welche Unterlagen benötig werden. In der Regel ist dies eine medizinische Begründung Ihres Arztes, die Sie dann Ihrer Krankenversicherung zuschicken. Im Allgemeinen wird bei einer sorgfältig dargelegten Begründung der Kostenübernahme zugestimmt.

3.4.3 Die Beihilfe

Eine besondere Form der Vorsorge stellt die Beamtenbeihilfe dar. Die öffentliche Hand hat als Dienstherr gegenüber seinen Beamten eine Fürsorgepflicht, welche sich auch auf die Absicherung von Erkrankungen und deren Kosten erstreckt. Diese Absicherung von Krankheitskosten wird durch die Beamtenbeihilfe sichergestellt. Die Höhe der Beihilfe ist im Einzelfall unterschiedlich und wird durch Bemessungssätze vorgegeben. In der Regel ist jedoch nur ein Teil der Krankheitskosten durch die Beilhilfe abgedeckt, sodass für die Deckung der Restkosten eine Zusatzversicherung, in der Regel eine private Krankenversicherung, abgeschlossen werden muss. Die Beihilfe arbeitet also wie die private Krankenversicherung nach dem Kostenerstattungsprinzip.

3.4.4 Das Krankengeld

Sind Sie Angestellter und gesetzlich krankenversichert, erhalten Sie im Krankheitsfall für maximal sechs Wochen eine Entgeltfortzahlung Ihres Arbeitgebers. Danach ist Ihr Arbeitgeber nicht mehr in der Pflicht, Zahlungen an Sie zu leisten. Vom ersten Tag Ihrer Erkrankung an besteht für Sie zusätzlich ein Anspruch auf Krankengeld von Ihrer Krankenkasse, der jedoch für die Dauer der Entgeltfortzahlung zunächst ruht. Nach dem Ende der Lohnfortzahlung tritt Ihr Anspruch auf Auszahlung des Krankengeldes durch Ihre Krankenkasse übergangslos in Kraft. Sie erhalten nun vom Tag nach der letzten Entgeltfortzahlung an Krankengeld.

Im Allgemeinen ist die Krankenkasse über die Dauer Ihrer Arbeitsunfähigkeit aufgrund von Kopien der Arbeitsunfähigkeitsbescheinigungen informiert. Normalerweise setzt sich die Krankenkasse mit Ihnen in Verbindung, wenn sich das Ende der Entgeltfortzahlung nähert. Sie schickt Ihnen einen **Auszahlungsschein** zu, den Sie zusammen mit Ihrem Arzt ausfüllen und an die Krankenkasse zurückschicken müssen. Der Auszahlungsschein bildet die Voraussetzung für die Auszahlung des Krankengeldes durch die Krankenkasse. Das Krankengeld wird für maximal 72 Wochen ausgezahlt. Die Höhe des Krankengeldes beträgt 70 % des Bruttogehaltes und maximal 90 % des Nettogehaltes. Vom Krankengeld müssen jedoch weiterhin die Beiträge zur Arbeitslosen-, Renten- und Pflegeversicherung abgeführt werden, wobei diese hälftig vom Versicherten und von der Krankenversicherung bezahlt werden. Beiträge zur Krankenversicherung sind vom Krankengeld allerdings nicht zu entrichten. Das Krankengeld ist auch nicht zu versteuern, unterliegt allerdings dem Progressionsvorbehalt. Das heißt, der prozentuale Anteil Ihrer Steuerschuld wird nach der Höhe von Gehalt und Krankengeld bestimmt. Zur Berechnung Ihrer Steuerschuld wird dieser Prozentsatz jedoch nur auf das Gehalt angewendet. Das bedeutet, dass Ihr Krankengeld bis zu einem Viertel unter Ihrem bisherigen Lohn liegt.

3.4.5 Das Krankentagegeld

Sie können sowohl mit jeder gesetzlichen Krankenkasse als auch mit einer privaten Krankenversicherung eine Krankentagegeldversicherung abschließen, die Ihnen eine festgelegte Auszahlung im Krankheitsfall garantiert. Krankentagegeld kann dazu benutzt werden, die Deckungslücke des Krankengeldes zum Einkommen zu schließen. Finanzielle Ausfälle im Krankheitsfall, zum Beispiel bei Selbstständigen können damit

kompensiert werden. Im Unterschied zum Krankengeld
der gesetzlichen Krankenversicherung muss während
des Bezugs von Krankentagegeld weiterhin der Kranken-
versicherungsbeitrag erbracht werden. Krankentagegeld
ist nicht steuerpflichtig und unterliegt auch nicht dem
Progressionsvorbehalt. Die Höhe des Krankentagegeldes
kann der Versicherte bei Vertragsabschluss mit der Versicherung individuell vereinbaren. Allerdings darf der
normale Nettoverdienst nicht überschritten werden. Falls
Sie im Laufe Ihres Berufslebens ein höheres Gehalt oder
Einkommen beziehen, vergessen Sie nicht, das Krankentagegeld anzupassen, um evtl. ansteigende Kosten abzu-
decken.

> Achten Sie daher bei jeder Änderung Ihres Einkommens
> auch auf die Anpassung Ihrer Tagegeldversicherung, um
> unangenehme Finanzierungslücken zu vermeiden.

Die maximale Dauer des Krankentagegeldes ist nicht wie
beim Krankengeld auf 72 Wochen begrenzt, sondern wird
in der Regel bis zur Feststellung einer Berufsunfähigkeit
weitergezahlt.

Beiträge zur Kranken- und Pflegeversicherung müssen
unabhängig vom Krankentagegeld weitergezahlt werden.
Die Beiträge zur Arbeitslosenversicherung von Kranken-
tagegeldempfängern werden von einer Gemeinschaft der
privaten Krankenversicherungsunternehmen direkt an das
Arbeitsamt überwiesen. Eine Rentenversicherungspflicht
besteht nach dem Auslaufen der Entgeltfortzahlung für
Krankentagegeldempfänger nicht mehr. Allerdings bringt
die ruhende Fortzahlung von Rentenversicherungsbei-
trägen je nach Versicherung erhebliche Nachteile für den
Versicherten mit sich. So mindert sich dessen Renten-
anwartschaft im Alter. Auch können sich Verringerungen
der Rente im Fall von Berufsunfähigkeit ergeben. Sollten

Sie Empfänger von Krankentagegeld sein, nehmen Sie so früh wie möglich Kontakt mit Ihrer Rentenversicherung auf und klären, ob eine freiwillige Fortzahlung der Rentenversicherungsbeiträge, gegebenenfalls nur des Minimalbetrags nicht von Vorteil für Sie wäre. Meist ist eine freiwillige Fortzahlung der Rentenbeiträge trotz der höheren finanziellen Belastung für Sie günstiger als den Rentenbeitrag ruhen zu lassen.

Sie müssen Ihre Krankenversicherung frühestmöglich darüber informieren, dass Sie keine Entgeltfortzahlung mehr erhalten und Sie die Auszahlung des Krankentagegeldes beantragen. In der Regel benötigt Ihre Krankenversicherung eine Bestätigung Ihres Arbeitgebers sowie eine Bescheinigung Ihres Arztes über die Dauer der Arbeitsunfähigkeit. Die Auszahlung des Krankentagegeldes erfolgt dann rückwirkend für jeden Tag der Arbeitsunfähigkeit ohne Entgeltfortzahlung.

3.4.6 Das Krankenhaustagegeld

Das Krankenhaustagegeld – nicht zu verwechseln mit dem Krankentagegeld – stellt eine Zusatzversicherung dar, die privat abgeschlossen wird. Sie deckt Kosten ab, welche im Rahmen eines stationären Aufenthaltes entstehen können.

3.5 Die seelische Verfassung bei schwerwiegenden und chronischen Erkrankungen- wie gehe ich damit um?

Jede längere Erkrankung bringt für den Erkrankten große psychische Verunsicherung mit sich. Der Betroffene wird in seinem Gesundheitsselbstvertrauen tief erschüttert und sucht in seinem Streben nach Kontrolle der Erkrankung Hilfe bei der Medizin. Im Fall einer raschen Wiederherstellung der Gesundheit klingt die Erschütterung des Gesundheitsselbstbewusstseins häufig relativ rasch ab. Nach einer überstandenen Lungenentzündung werden Sie in Zukunft nicht bei jedem Hüsteln an ein Wiederauftreten der Erkrankung denken.

Anders verhält es sich allerdings, wenn der Krankheitsverlauf schwerwiegend und langwierig ist und sich sogar die Diagnose einer chronischen, lebenslangen Erkrankung ergibt. Solches Erleben trifft die Betroffenen in den Grundfesten ihrer bis dahin bestehenden Überzeugung ihrer Unverwundbarkeit. Eine solche Erkrankung wird als vital einschneidendes Erlebnis wahrgenommen, welches nicht kontrollierbar erscheint und dem Betroffenen scheinbar die Kontrolle über sein eigenes Leben aus den Händen reißt. Sie kann als bedrohend wahrgenommen werden und existenzielle Ängste auslösen.

Die Zukunftsperspektiven ändern sich. Durch die Erkrankung mit ihren Folgen können sich schwere Belastungen für das weitere Leben ergeben: Der Beruf kann möglicherweise nicht mehr ausgeübt werden. Die finanzielle Situation verschärft sich. Wichtige Freizeitbeschäftigungen müssen aufgegeben werden, wenn Hilfsbedürftigkeit und Immobilität drohen. Der Patient hat das Gefühl, die eigene Autonomie einzubüßen. Das Gleichgewicht zwischen der einsetzenden Belastung und den so notwendigen Entlastungsmöglichkeiten gerät in eine ungünstige Schieflage.

Insgesamt wird eine schwere Erkrankung zu einem traumatischen Erlebnis, das mit all seinen Ängsten von dem Betroffenen verarbeitet werden muss. Abhängig von der jeweiligen Persönlichkeitsstruktur gelingt dies dem Betroffenen mehr oder weniger gut. Viele chronisch Erkrankte entwickeln **Bewältigungsstrategien,** die sie in die Lage versetzen, trotz der Erkrankung und ihrer Folgen wieder ein positives Lebensgefühl und Zufriedenheit zu erlangen. Selbst schwergradig eingeschränkte Erkrankte wie zum Beispiel Querschnittgelähmte können trotz ihrer Behinderung so eine hohe individuelle Lebensqualität erreichen.

Gelingen solche Strategien jedoch nicht, sind nicht selten Veränderungen des Persönlichkeitsverhaltens wie z. B. Weinerlichkeit, vermehrte Aggressivität oder Zynismus die Folge. Auch ist die Entwicklung psychischer Erkrankungen möglich. So ist es bekannt, dass der Anteil an Patienten mit Depressionen bei generalisierter Arteriosklerose, einer häufigen chronischen Gefäßerkrankung, etwa zweimal höher ist als in der gesunden Bevölkerung. Krebspatienten weisen sogar in mehr als einem Drittel Zeichen einer Angsterkrankung und in etwa einem Fünftel Zeichen einer chronisch depressiven Verstimmung auf.

Seelische Belastungen, welche durch eine schwerwiegende oder chronische Erkrankung entstehen, belasten jedoch nicht nur den Erkrankten allein, sondern auch seine familiäre und soziale Umgebung. Für Personen im Umfeld eines derartig Erkrankten kommt es zu Änderungen ihrer bisherigen sozialen Rollen: Ehepartner müssen pflegen, Kinder müssen das Leben ihrer Eltern organisieren, Partner und enge Freunde müssen ihre gemeinsamen Aktivitäten anpassen. Solche Änderungen sind zahllos, einschneidend und enorm belastend, da sich Angehörige und Freunde mit den vielfältigen psychischen Problemen des Betroffenen auseinandersetzen, seine Ängste verstehen und ernst nehmen, seine Verunsicherung auffangen und ihn immer wieder aufbauen müssen. Dabei hat besonders das familiäre Umfeld des Betroffenen auch große eigene psychische Belastungen zu ertragen, die man sich nicht immer anmerken lassen möchte: Unsicherheit im Umgang mit der neuen Situation, Angst vor der neuen Verantwortung und vor der Zukunft, Irritationen durch Persönlichkeitsveränderungen des Betroffenen, Enttäuschung über geplatzte Zukunftspläne und so weiter und so fort.

Als wichtiger Faktor für die Verarbeitung derartiger Belastungen durch eine schwerwiegende oder chronische Erkrankung erweist sich immer wieder der Ablauf der Zeit. Jeder Mensch durchläuft bei der Verarbeitung existenzieller Krisen bestimmte **Phasen,** welche sich regelhaft einstellen. Diese 5 Phasen wurden anschaulich von Elisabeth Kübler Ross zuerst bei Patienten beschrieben, welche mit einer unheilbaren, zum Tode führenden Diagnose konfrontiert waren (Kübler-Ross 1972) (Tab. 3.2). Sie lassen sich aber auch bei Patienten mit langwierigen und chronischen Erkrankungen beobachten. Dabei müssen nicht bei jedem Patienten alle Phasen durchlaufen werden, es können durchaus auch einzelne Phasen fehlen oder übersprungen werden. Nichtsdestotrotz sind sie exemplarisch für unsere Auseinandersetzung mit existenziellen Krisen.

In der akuten Situation nach dem Bewusstwerden der schwerwiegenden Diagnose sind viele Betroffene nicht in der Lage, die Erkrankung zu realisieren. Sie tendieren zunächst zur Verleugnung, einem Nicht-Wahrhaben oder Nicht-Glauben wollen. Gegenüber ihrem Umfeld äußern sie sich bisweilen über die vermeintliche Unfähigkeit der Ärzte abwertend und zeigen nicht selten ein ausgesprochen uneinsichtiges Verhalten.

Tab. 3.2 Phasen der Krankheitsbewältigung. (Nach Kübler-Ross)

1	Verleugnung, Nicht Wahrhaben-Wollen
2	Wut („Warum ich?")
3	Verhandeln
4	Depression, Leid
5	Annahme

Nach Realisierung der Diagnose folgt dann häufig eine Phase der Aggression und Wut, in der die Betroffenen mit der Ungerechtigkeit des Schicksals hadern und nicht akzeptieren können, dass ausgerechnet sie von der Erkrankung betroffen sind („Warum ich?"). In dieser Phase wird auch dem Umfeld mit aggressivem, von diesem als ungerecht empfundenem Verhalten begegnet.

Weiterhin kommt es zu einem Verhalten des Verhandelns über den weiteren Verlauf der Erkrankung mit behandelnden Personen oder mit einer übergeordneten Instanz (z. B. Gott) mit der Hoffnung, das Blatt doch noch zum Guten wenden zu können.

Im weiteren Verlauf gewinnt die Auseinandersetzung der Betroffenen mit ihren durch die Krankheit erlittenen Einschränkungen mehr Gewicht. Die Betroffenen fühlen sich tief in ihrem Selbstwertgefühl getroffen, sind verletzlicher als vorher und erfahren depressive Stimmungsveränderungen.

Erst in einer späten Phase stellt sich die Akzeptanz der Erkrankung und ihrer Folgen ein, die allerdings unterschiedlich ausgeprägt sein kann. Erst die Annahme der Erkrankung und die Verdrängung der „Warum ich?"-Frage ermöglicht eine Rückkehr zu einer neuen, positiven Lebensqualität.

Das soziale Umfeld der Betroffenen muss sich dieser phasenweise sich ändernden Auseinandersetzung der Betroffenen mit ihrer Krankheitssituation anpassen und große Sensibilität für deren wechselnde Bedürfnisse aufbringen. Ein gut funktionierendes, sensibles und tolerantes soziales Umfeld bietet den Betroffenen die notwendige Basis für eine erfolgreiche Verarbeitung dieser Krise. Häufig ist das Umfeld jedoch auch mit der Situation so überfordert, dass es selbst auf Unterstützung angewiesen ist. Daher sollte die Möglichkeit zusätzlicher Hilfen frühzeitig in Erwägung gezogen werden, da besonders bei chronischen Erkrankungen die Kräfte der Betroffenen und deren soziales Umfeld häufig schleichend überfordert werden.

Chronische Erkrankungen sind in unserer Gesellschaft keine Seltenheit. Infolgedessen hat unsere Gesellschaft eine Vielzahl von Ansprechmöglichkeiten entwickelt, durch die Sie als Betroffener oder Angehöriger Unterstützung erhalten können.

Für viele Erkrankungen haben sich Selbsthilfegruppen gebildet, in denen Betroffene sich austauschen sowie Tipps und Informationen zu allen nur erdenklichen Fragen Ihrer Erkrankung erhalten können. Ein wichtiger Aspekt von Selbsthilfegruppen ist für den Betroffenen die Erfahrung, dass er mit seiner Erkrankung nicht allein ist und dass es eine große Anzahl von gleichermaßen Betroffenen gibt. Allein diese Erkenntnis beendet bei vielen Betroffenen die „Warum ich?"-Frage und ebnet den Weg zum rationalen Umgang mit der Erkrankung. Selbsthilfegruppen haben sich häufig aus Einzelinitiativen von Betroffenen gebildet. Andere wiederum sind unter der Initiative von Dachorganisationen entstanden. Sie sind zum Teil lokal organisiert. Zum Teil gibt es auch überregionale Angebote. Das Auffinden und die Kontaktaufnahme gestaltet sich durch das Internet sehr einfach. Praktisch alle Gruppen betreiben heutzutage ein Internetportal, das Informationen zur Lage und zu Kontaktmöglichkeiten enthält. Zusätzlich gibt es eine Vielzahl von Online-Angeboten von Foren, Adresslisten, Chats und Informationsrubriken, welche das Angebot der Internetseiten abrunden. Eine Liste von Internetadressen, welche überregional und erkrankungsunabhängig das Auffinden einer geeigneten Selbsthilfegruppe ermöglichen, ist im Anhang aufgeführt.

Hilfreich ist auch die Kontaktaufnahme zu einem Psychotherapeuten. Von vielen Betroffenen wird eine psychotherapeutische Behandlung immer noch abgelehnt, da sie „doch nicht verrückt" seien. Die Akzeptanz psychotherapeutischer Behandlungen hat in der Gesellschaft in den letzten Jahren jedoch zugenommen, wie die ansteigenden Behandlungszahlen dokumentieren.

Dabei ist die enge Beziehung von Körper und Psyche mehr und mehr in das kollektive Bewusstsein der Gesellschaft eingegangen. Psychotherapie hat somit nichts mit „verrückt sein" zu tun. Sie dient, ganz nüchtern betrachtet, der Behandlung der psychischen Folgen einer schweren Erkrankung.

Ein Psychotherapeut kann dabei unterschiedliche Hilfen anbieten. Bei bestimmten Problemen kann eine qualifizierte Beratung eine erste Unterstützung sein, um schwierige Einzelsituationen zu meistern. Des Weiteren eröffnen ambulante Einzel- und Gruppenbehandlungen mit gleichermaßen Betroffenen weitere Möglichkeiten von Hilfen. Dabei empfiehlt es sich, einen wohnortnahen Therapeuten ausfindig zu machen. Informationen über entsprechende Therapeuten erhalten Sie entweder von Ihrer Krankenkasse, ihrem Hausarzt oder aus der im Anhang aufgeführten Internetseite.

Literatur

Kübler-Ross E (1972) Interviews mit Sterbenden. Kreuz-Verlag, Stuttgart

4

Die Behandlung – wann geht es mir endlich besser?

Inhaltsverzeichnis

4.1   Compliance – soll ich die Vorschläge des
Arztes stets umsetzen?. 86
4.2   Die seelische Verfassung bei der Behandlung –
wie komme ich wieder auf den Berg? 90
Literatur 94

In diesem Kapitel erfahren Sie, welche Belastungen Sie bei einer längerfristigen Behandlung erwarten und wie Sie damit umgehen können.

Die Behandlung einer Erkrankung kann für Ihre Lebensplanung ebenso einschneidend sein wie zuvor die Realisierung der Diagnose. Die Behandlung einer chronischen oder schweren Erkrankung erfordert von dem Patienten einen meist hohen zeitlichen Aufwand. Intensive Therapie kann Belastungen wie Schmerzen,

© Der/die Herausgeber bzw. der/die Autor(en), exklusiv lizenziert
durch Springer-Verlag GmbH, DE, ein Teil von Springer Nature 2020
A. Barmeyer, *Krank, was tun?*,
https://doi.org/10.1007/978-3-662-61628-4_4

Übelkeit, Schwäche, Bewegungsunfähigkeit, Langeweile, Einschränkung der Selbstbestimmung und Aufgabe der Privatsphäre mit sich bringen. Eine Behandlung beinhaltet stets Unsicherheit über das Ergebnis, möglicherweise enttäuschte Hoffnungen oder sogar Komplikationen. Sie kann zum Verlust der Funktionsfähigkeit bestimmter Organe oder der allgemeinen Funktionsfähigkeit im Leben führen.

Eine Behandlung bedeutet jedoch auch Hoffnung auf ein normales Leben wie vor der Erkrankung, ein besseres Leben mit der Erkrankung oder ein Überleben überhaupt.

> Hoffnung ist das zentrale unterstützende Element einer jeden Behandlung, gewissermaßen der Schlüssel zum Erfolg der Behandlung. Sie ist der Lebenshauch, welchen ein Patient niemals verlieren darf.

Verlieren Sie als Patient die Hoffnung, dann verlieren Sie auch den Kampf in der Auseinandersetzung mit der Erkrankung.

Eine besonders wichtige Patienteneigenschaft während einer schwierigen Krankheitsphase ist Geduld. Das Wort Patient leitet sich ab aus dem Lateinischen patiens = geduldig, aushaltend. Ein Patient ist somit per definitionem ein geduldiger, aushaltender Mensch. Jede Behandlung führt zu gewissen organischen Veränderungen. Solche Veränderungen zeigen sich manchmal schon sehr frühzeitig, oft aber auch erst im Verlauf der Zeit.

> **Beispiel**
>
> Nach Gabe eines wassertreibenden Medikaments ist schon nach wenigen Minuten eine erhöhte Urinproduktion und Harndrang festzustellen. Bei anderen Behandlungen setzt ein Effekt erst sehr viel später ein. So entfalten einige Rheumamedikamente erst nach einigen Monaten ihre Wirksamkeit.

Letztendlich unterstützt jede Therapie nur die Anpassungs- und Heilungsprozesse des eigenen Körpers. Diese Prozesse benötigen mitunter längere Zeiträume. Der Patient hat sich darauf einzustellen, dass sich Symptomverbesserungen häufig erst allmählich bemerkbar machen. Gerade im Warten auf eine Verbesserung liegt jedoch häufig die Herausforderung einer Behandlung, die ein Patient ertragen muss. Ein deutscher Arzt und Aphoristiker schrieb: „Der rote Faden der Genesung ist der Geduldsfaden" (Uhlenbruck 1987). Vielen Patienten fällt es aber sehr schwer zu akzeptieren, dass ein Genesungsprozess sich nicht beschleunigen lässt und seine Zeit benötigt.

Sowohl bei der Entstehung von Krankheiten als auch bei ihrer Heilung laufen unzählige Prozesse ab, welche häufig noch nicht verstanden und oft nicht messbar sind.

Beispiel

Es kommt vor, dass Patienten nach einem Gelenkersatz weiterhin Schmerzen verspüren, obwohl Operation und Heilung gut verlaufen sind. Es finden sich keine messbaren Befunde. Dennoch bestehen Schmerzen, welche erst mit der Zeit allmählich vergehen.

Ebenso stellen sich nach erfolgreich verlaufenden Operationen bisweilen unerklärliche Schwächezustände ein, die lange anhalten können, ohne dass der Arzt Auffälligkeiten feststellen kann.

Der menschliche Körper ist ein komplexes Gebilde voller psychisch-organischer Wechselbeziehungen, welche sich, solange der Mensch gesund ist, in einem ausbalancierten Zustand befinden. Krankhafte Veränderungen in einem Organsystem bringen diese Wechselbeziehungen ins Wanken und verursachen daher Probleme auch in anderen Systemen. Jede Behandlung wie auch jede Erkrankung

bringt das Gleichgewicht Ihres Körpers aus seiner
Balance. Ziel jeder Therapie ist es, dass Ihr Körper sein
eigenes neues **Gleichgewicht** wiederfindet. Die Therapie
leistet somit ihrem Körper die notwendige Hilfestellung,
um wieder in einen ausgeglichenen Zustand zurück zu
gelangen. Für die Wiederherstellung dieses Zustandes der
Ausgeglichenheit benötigt Ihr Körper Zeit. Diese Zeit
müssen Sie ihm geben. Dabei ist es letztendlich unerheblich, wie viel Zeit bis zur Ausheilung vergeht, solange die
Ausheilung auch nur erreichbar ist. Versuchen Sie somit
als Patient Geduld zu bewahren. Akzeptieren Sie die Lang-
wierigkeit des Behandlungsprozesses und des Heilungs-
verlaufs. Sprechen Sie mit Ihrem Arzt, Physiotherapeuten
oder sonstigen Therapeuten darüber, welcher Verlauf
zu erwarten ist. Meist können diese Ihnen nach ihrer
Erfahrung begründete Prognosen über den Verlauf vermitteln. Denken Sie jedoch daran, dass jeder Patient ein
Individuum ist und nicht den gleichen Verlauf wie andere
Patienten zeigen muss.

4.1 Compliance – soll ich die Vorschläge des Arztes stets umsetzen?

Von zentraler Bedeutung für die Behandlung ist die Quali-
tät der Zusammenarbeit zwischen Therapeut und Patient.
Sie wird durch die Intensität des Vertrauens und die
Akzeptanz bestimmt, welche der Patient dem Therapeuten
entgegenbringt. Nur ein Patient, welcher seinen
Therapeuten uneingeschränkt akzeptiert, seinen Worten
Glauben schenkt, ihm somit vertrauensvoll gegenüber-
steht und keine Scheu empfindet, bei Unklarheiten nach-

zufragen, wird auf Dauer die Ratschläge des Therapeuten umsetzen.

Die Art und Weise, wie Patienten die Ratschläge ihres Therapeuten befolgen, nennt man im medizinischen Sprachgebrauch „Therapietreue" oder „Compliance". Die Compliance eines Patienten umfasst alle Maßnahmen der Behandlung wie die Einnahme von Medikamenten, das Einhalten von Diäten, die Änderung des Lebensstils sowie die regelmäßige Wahrnehmung der Untersuchungen. Die Compliance eines Patienten wird dann unzuverlässig, wenn dieser Medikamente nicht in der vorgeschlagenen Weise einnimmt, nach einem Herzinfarkt trotz der Empfehlungen, das Rauchen aufzugeben, weiter raucht oder wenn er bei einer Krebserkrankung nicht regelmäßig zur Kontrolluntersuchung nach einer Chemotherapie erscheint.

Mit der Compliance von Patienten ist es häufig nicht so weit her. Eine Reihe von Untersuchungen haben immer wieder bestätigt, dass nur ein Teil der Patienten bei längerer Therapie die Empfehlung der Therapeuten konsequent umsetzt. In einzelnen Untersuchungen zeigt weniger als die Hälfte der Patienten eine zuverlässige Compliance. Dabei sind die Gründe für das Nichteinhalten von Therapieempfehlungen mannigfaltig und nicht nur in der mangelnden Motivation des Patienten zu suchen. Jede Therapie mutet dem Patienten Belastungen zu: Die Zeit für die Einnahme von Medikamenten muss eingehalten werden, Nebenwirkungen und Interaktionen von Medikamenten können auftreten, die Umstellung des Lebens bedeutet die Aufgabe von angenehmen Gewohnheiten, das Bedürfnis nach einem Genussmittel muss beherrscht werden…, eine solche Liste lässt sich beliebig fortsetzen. Zusätzlich merkt der Patient bei vielen Medikamenten keine direkte Wirkung, da sie vielleicht längerfristig oder vorbeugend wirken, noch bevor Symptome auftreten.

Um also Belastungen durch Therapien auf Dauer auf sich nehmen zu können, braucht jeder Patient eine hohe Motivation. Nur wenn die Motivation zur Gesundung hoch ist, werden die Belastungen der Therapie auf Dauer durchgehalten. Neben dem Wunsch gesund zu werden, erleichtert auch das Bewusstsein, das Richtige für seine Gesundheit zu tun, eine gute Patienten-Compliance, vor Allem wenn diese vom Vertrauen in den Therapeuten getragen wird. Die Motivation gesund zu werden, muss vom Patienten selbst kommen. Der Therapeut kann hier nur unterstützend wirken, indem er dem Patienten den Sinn einer Therapie erklärt und deren Anteil an der Heilung überzeugend darstellt.

Der Therapeut wird sich mit dem Patienten darüber austauschen, welche Belastungen dieser auf sich zu nehmen bereit ist und welche nicht.

Beispiel

Für den einen Patienten ist eine Bewegungstherapie mit fünf Sporteinheiten pro Woche unzumutbar, während ein anderer Patient die Belastung freudig auf sich nimmt. Ein Patient hat keine Probleme, das Rauchen aufzugeben, während ein anderer Patient diesen Genuss nicht missen möchte.

Somit kann der behandelnde Arzt zwar ein therapeutisches Maximalziel formulieren. Erst in einer vertrauensvollen Interaktion zwischen Arzt und Patient entsteht dann der individuelle Therapieplan, der den Patienten nicht überfordert und der vom Patienten auch korrekt umgesetzt werden kann. Diese vertrauensvolle Arzt-Patienten-Beziehung muss während des gesamten Verlaufs der Behandlung bestehen. Sollte der Patient feststellen, dass er bestimmte Therapiemaßnahmen nicht umsetzen kann, wenn zum Beispiel Medikamente nichterträgliche Nebenwirkungen verursachen, muss er diese Probleme mit dem Therapeuten besprechen, sodass eine Anpassung des Therapieplanes vorgenommen werden kann.

Ein vertrauensvolles Verhältnis zwischen Therapeut und Patient bietet die sicherste Gewähr für die zuverlässige Patienten-Compliance und damit für den Erfolg der Behandlung.

Daher sollten Sie als Patient sich den Therapeuten Ihrer Wahl aussuchen. Sie sollten seinen Vorschlägen vertrauen können und sich ihm gegenüber nicht scheuen, Einwände und Bedenken vorzutragen. Nur wenn Sie und Ihr Therapeut ein vertrauensvolles „Team" bilden, können Sie auch eine langdauernde, möglicherweise belastende Therapie mit guten Erfolgsaussichten durchhalten.

Ändern Sie daher auch nie ohne Rücksprache die Einnahme Ihrer Medikamente, selbst wenn Sie sich sicher zu sein scheinen, dass ein bestimmtes Medikament bei Ihnen Nebenwirkungen verursacht. (Infobox) Rufen Sie bei solchen Vermutungen Ihren Arzt an, um mit ihm das weitere Vorgehen zu besprechen. Kontaktieren Sie Ihren Therapeuten, wenn Sie Zweifel an bestimmten therapeutischen Maßnahmen hegen oder wenn Sie bestimmte Bestandteile der Therapie nicht umsetzen oder tolerieren können. Lassen Sie solche belastenden Maßnahmen nicht einfach weg. Fragen Sie Ihren Therapeuten nach Alternativen. Spielen Sie gegenüber Ihrem Therapeuten stets mit offenen Karten. Sie werden mit solcher Offenheit einen besseren Behandlungserfolg erzielen.

Infobox: Wie ist der Beipackzettel zu verstehen?

Jede Medikamentenpackung muss einen Beipackzettel (Gebrauchsinformationen) beinhalten. Die Form und der Inhalt sind gesetzlich vorgeschrieben. Neben den Angaben über die Erkrankungen, bei welchen das jeweilige Medikament angewandt werden darf, finden sich Angaben zu Art, Dosierung und Dauer der Anwendung sowie verschiedene zu beachtende Hinweise. Das für viele Patienten beängstigendste Kapitel beinhaltet die möglichen Nebenwirkungen des Medikaments. Diese sind nach Organsystem und Häufigkeit des Auftretens geordnet und beinhalten alle Symptome und Veränderungen, welche im Rahmen von klinischen Studien mit diesem Medikament beobachtet worden sind. Dabei ist ein ursächlicher Zusammenhang zwischen der Einnahme des Medikaments und dem Auftreten der Symptome häufig nicht sicher. Viele der beschriebenen Symptome sind ganz allgemeiner Art wie z. B. Übelkeit, Schwindel oder Juckreiz und können mit oder ohne Einnahme des Medikaments auftreten. Weiterhin können die beschriebenen Symptome milde oder flüchtig sein und wieder vergehen. Die Erfahrung lehrt, dass viele Patienten die Gefahr des Auftretens bestimmter Nebenwirkungen überschätzen und allgemeine Symptome mitunter verfrüht auf die Einnahme von Medikamenten zurückführen.

4.2 Die seelische Verfassung bei der Behandlung – wie komme ich wieder auf den Berg?

Während einer längeren Behandlung gleicht der seelische Zustand vieler Patienten einer ausgesprochenen Berg- und Talfahrt. Wie bei einer Waage liegt in der einen Waagschale die **Hoffnung** auf Besserung. Sie motiviert die Patienten, auch eine belastende Behandlung durchzustehen. Die andere Waagschale enthält die ständige **Unsicherheit,** ob die Behandlung korrekt ist, ob sie überhaupt anschlägt und die Erkrankung eindämmt und ob das zukünftige Leben unter dem Joch der Erkrankung noch lebenswert sein wird. Jeder längere Behandlungsprozess ist dadurch gekennzeichnet, dass bei dem Patienten an einem Tag die Hoffnung und an einem anderen Tag die Unsicherheit überwiegt. Dabei kann mitunter ein nur kleines Ereignis alle schon überwunden geglaubten Unsicherheiten wieder hochkommen lassen; sei es, dass die Beschwerden an einem Tag wieder etwas zugenommen haben, sei es, dass der Arzt sich mit der Einschätzung des Behandlungsverlaufs vermeintlich zu bedeckt gehalten hat oder dass den Patienten an einem Tag stärkere Angst überfallen hat.

Andererseits können aber auch positive Einflüsse aus dem Umfeld das Gefühl der Hoffnung bei den Patienten stärken. Ein anerkennendes Wort über die objektiven Fortschritte des Patienten ist ebenso hilfreich wie die Erfahrung des Patienten bei der Durchführbarkeit einer Tätigkeit, die vielleicht vor einiger Zeit noch nicht möglich gewesen wäre. Manchmal reicht auch eine ablenkende Beschäftigung, die den Patienten vor den trüben Gedanken des Zweifels und der Unsicherheit schützt.

Neben den passiv erlebten äußeren Einflüssen auf das seelische Geschehen können die Patienten auch aktiv positive und hoffnungsvolle Gedanken in sich stärken. Wenn Sie als Patient Ihren Krankheitsverlauf kritisch beobachten, neigen Sie schnell dazu, Veränderungen in sehr kurzen Zeitphasen zu registrieren. Veränderungen während einer Behandlung stellen sich jedoch häufig langsam und schleppend ein. Tägliche Schwankungen des Verlaufs sind Normalität im Krankheitsverlauf, sodass ein Vergleich, welcher sich nur über einen Zeitraum von wenigen Tagen erstreckt, nur geringe Aussagekraft über die weitere Prognose besitzt. An Tagen, an denen Ihr Befinden sich schlechter als an den Vortagen darstellt, können Sie den Eindruck gewinnen, die Behandlung schlage nicht an.

Lösen Sie sich daher von allen kurzfristigen Vergleichen und versuchen Sie zu realisieren, wie es Ihnen etwa vor zwei Wochen oder vor einem Jahr gegangen ist. Da das Erinnerungsvermögen lückenhaft ist, erscheint es schwierig, die Beschwerden vor zwei Wochen oder vor einem Jahr zu quantifizieren. Denken Sie daher besser darüber nach, welche messbaren Tätigkeit Ihnen zwei Wochen oder ein Jahr zuvor möglich oder noch nicht möglich war und vergleichen Sie diese mit Ihrem jetzigen Stand.

Mussten Sie beispielsweise vorher noch stets liegen und jetzt sind Sie schon in der Lage zu sitzen? War Ihr längster Spaziergang zuvor noch auf den Flur beschränkt und jetzt schaffen Sie es vielleicht schon vor das Haus? Haben Sie nach einer schweren Operation wieder an Gewicht zugenommen? Derartige Dinge sind messbar. Man kann sich exakt an sie erinnern. Daher eignen sie sich gut als Gradmesser für Ihre Fortschritte in den letzten Wochen bis Monaten. Sie helfen Ihnen, sich nicht beständig mit gestern zu vergleichen.

Im Kapitel über die seelische Verfassung bei schwerwiegenden oder chronischen Erkrankungen wurde schon über die verschiedenen Phasen der Auseinandersetzung der Patienten mit der Erkrankung berichtet. In der Folge eines solchen Ablaufs ist der Patient, vor allem wenn er seine alten Funktionen im Leben nicht in vollem Umfang wieder aufnehmen kann, besonders verletzlich. Er kämpft darum, ein neues Selbstwertgefühl zu gewinnen.

Der Ablauf der beschriebenen Phasen zeigt in seiner Ausprägung in Abhängigkeit von der Persönlichkeit eines jeden Patienten und der Art seiner Erkrankung große Variabilität. Natürlich lässt sich dieser Ablauf in der Regel nicht beschleunigen. Aber jeder Patient kann mit Hilfe von außen seine Gemütslage innerhalb dieser Phasen so beeinflussen, dass positives Denken unterstützt und negatives Denken unterdrückt wird.

Im Verlauf einer längerdauernden und belastenden Behandlung verharren allerdings viele Patienten längere Zeit in der Phase der Aggression gegen das persönliche Schicksal und plagen sich ständig mit der „Warum ich?"-Frage herum. Jedoch, diese Frage ist sinnlos und für eine Heilung kontraproduktiv. Aber sie ist auch verständlich und menschlich, eine normale Reaktion.

Wir haben gelernt, dass es für jede Wirkung eine Ursache gibt. Da wir uns in unserer Welt ein System von Recht und Gerechtigkeit geschaffen haben, empfinden wir Krankheit grundsätzlich als Ungerechtigkeit. Geschieht uns etwas Negatives, suchen wir stets nach der Ursache und dem vermeintlich Schuldigen, um Gerechtigkeit wiederherzustellen. Auch die Frage „Warum ich?" impliziert, dass mir Unrecht widerfahren ist, wenn gerade ich von der Erkrankung betroffen bin, obwohl ich mir nichts habe zuschulden kommen lassen. Denn ich habe ein Recht darauf gesund zu sein. Jedoch, Erkrankungen entziehen sich unseren ethischen Kriterien. Recht, Unrecht und Gerechtigkeit bilden nicht die Maßstäbe, an welchen sich Krankheiten messen lassen. Die Natur als Verursacherin von Krankheiten handelt emotions- und mitleidlos. Auf sie lässt sich unser Wertesystem nicht anwenden. Die Natur verschafft uns kein Recht auf Gesundheit, kein Recht auf Freiheit von Leiden, sogar kein Recht auf Leben. Daher führt die Frage „Warum ich?" in der Auseinandersetzung mit der Erkrankung auch nicht weiter.

Eine Patientin sagte einmal, dass sie sich diese Frage stets durch eine Gegenfrage beantwortet habe: „Warum nicht?" Auf das „Warum" gibt es keine Antwort. Für beide Fragen lässt sich keine moralisch-ethische Antwort finden. Versuchen Sie daher als Betroffener, nicht zu lange in der „Warum ich?"-Falle zu verharren. Ihre Erkrankung ist ein Faktum, welches von Ihnen angenommen werden muss. Versuchen Sie daher, wenn überhaupt, nur kurz mit Ihrem Schicksal zu hadern und richten Sie Ihren Blick in die Zukunft. Das kann seelische Schwerstarbeit sein, jeder weiß das. Sie können sich jedoch der Unterstützung aller Ihnen Nahestehenden sicher sein. Holen Sie sich daher so viel Hilfe wie möglich von außen, von Angehörigen, Freunden und von Ihren Therapeuten. Auch Sie werden dann wieder zurück auf den Berg in das normale Leben finden.

Literatur

Uhlenbruck G (1987) Kaffeesätze, Gedankensprünge in den Sand des Getriebes. Edition Spiridon, Erkrath

5

Was hilft mir noch weiter?

Inhaltsverzeichnis

5.1 Familie und Freunde 96
5.2 Psychotherapie 98
5.3 Alternative Heilmethoden 99
5.4 Physikalische Therapie 105
5.5 Selbsthilfegruppen 107
5.6 Beschäftigung/Hobby........................ 108
5.7 Spiritualität/Religion 112

In diesem Kapitel geht es um Möglichkeiten, die Heilung zusätzlich zur Schulmedizin zu unterstützen.

In den vorherigen Kapiteln wurde überwiegend auf die Behandlung der Erkrankung eingegangen. Dabei ging es vor allem um Themen rund um die ärztliche Behandlung. Nur am Rande wurden bisher zusätzliche Möglichkeiten und alternative Methoden gestreift,

© Der/die Herausgeber bzw. der/die Autor(en), exklusiv lizenziert **95**
durch Springer-Verlag GmbH, DE, ein Teil von Springer Nature 2020
A. Barmeyer, *Krank, was tun?*,
https://doi.org/10.1007/978-3-662-61628-4_5

die eine ärztliche Behandlung unterstützen oder auch ersetzen können. Solche zusätzlichen Möglichkeiten der Krankheitsbewältigung bilden aber nicht nur unwichtiges Beiwerk, das man unberücksichtigt lassen kann, sondern es ist integraler Bestandteil jeder umfassenden Behandlung. Jede Therapie muss auf mehrere Standbeine gestellt werden.

Beispiel

Selbst ein banaler bakterieller Infekt der oberen Atemwege wird nicht allein mit Antibiotika behandelt. Hinzukommen müssen körperliche Ruhe, Inhalationen, schleimlösende, fiebersenkende und schmerzstillende Mittel. Dabei hat nicht jede einzelne Maßnahme in wissenschaftlichen Studien gezeigt, dass sie zu einer rascheren Heilung führt. Jedoch bewirken alle Maßnahmen gemeinsam eine Besserung des Befindens und unterstützen damit den Heilungsverlauf.

Eine Behandlung, die sich auf mehrere Methoden stützt, nennt man multimodale Therapie. Zu einer multimodalen Therapie gehört im Prinzip alles, was dem Kranken nützt, was dem Patienten Erleichterung verschafft und wodurch er mit seiner Erkrankung besser zurechtkommt. Dabei sind nicht nur Maßnahmen zur Unterstützung der körperlichen Heilung, sondern ebenso Maßnahmen zur Unterstützung der seelischen Verarbeitung gemeint, die im Folgenden angesprochen werden.

5.1 Familie und Freunde

Kein Mensch kann eine schwerwiegende oder chronische Erkrankung durchstehen, ohne vertraute Ansprechpartner zu haben. Meist sind die vertrautesten Ansprechpartner die engsten Angehörigen, Eltern, Kinder oder Partner, manchmal auch Freundinnen oder Freunde. Alle können dem Patienten eine Vielzahl von Hilfen gewähren. Die wichtigste Hilfe ist Zuhören können und das teilnehmende Gespräch. Mit engen Vertrauten kann man wie mit keinem anderen **in aller Offenheit** über die eigenen Beschwerden, Gefühle, Befürchtungen und Ängste reden. Allein das offene und häufige Gespräch hilft, viele schwierige Situationen während des Krankheitsverlaufs zu meistern. Es scheint dabei nicht so wichtig zu sein, was die Vertrauten sagen. Allein die Ansprache vermittelt bereits eine große Unterstützung.

Natürlich ist die Aussprache mit Vertrauten auch inhaltlich wichtig. Sie kann dem Patienten Informationen verschaffen, bewerten und helfen, eine nüchternere Sicht seiner Situation zu erlangen, die wieder Interesse an der Zukunft aufkommen lässt.

Enge Vertraute umgeben den Patienten mit wohltuender Anteilnahme. Anteilnahme bedeutet gewissermaßen ein symbolisches Teilen des Leidens mit dem Anderen. Der Patient wird aus der Einsamkeit seines Leidens herausgeholt. Da Einsamkeit stets eine Quelle von Ängsten ist, hat demonstrative Teilnahme auch therapeutische Funktionen. Anteilnahme wird somit zu einer wichtigen Hilfe bei der seelischen Verarbeitung einer Erkrankung. Dem Kranken vertraute Personen können solche Hilfe besonders gut leisten.

Vertraute Personen können auch bei der Bewältigung der praktischen Probleme des Alltags eine große Hilfe sein. Sie können Einkäufe übernehmen, Fahrunterstützung geben, Arztbesuche begleiten oder Pflege leisten.

Nicht zu unterschätzen sind allerdings die seelischen Belastungen, welche Angehörige und Freunde selbst mit der Situation der Erkrankung eines Nahestehenden zu ertragen haben. Auch sie sind bisweilen mit der plötzlichen

Veränderung ihres Lebens überfordert und verunsichert, wie sie damit umgehen sollen. Manchmal verstummen sie sogar als Folge ihrer Überforderung. Aus ihrer Unsicherheit über das, was man ansprechen darf und was nicht, können sich bei ihnen ängstliche Befangenheit und Sprachlosigkeit entwickeln. Unausgesprochene Befürchtungen beider Seiten können die Beziehung zwischen dem Erkrankten und seinen Angehörigen belasten.

Wenn Sie somit von einer schweren Erkrankung betroffen sind, holen Sie die Ihnen Nahestehenden zu Ihrer Hilfe mit ins Boot. Berichten Sie Ihnen von Ihren Beschwerden, Ängsten und Befürchtungen. Teilen Sie ihnen mit, wann Sie Hilfe brauchen. Seien Sie offen zu ihnen. Geben Sie Ihren Nahestehenden das Gefühl, dass sie gebraucht werden. Erbitten Sie ohne Hemmungen Hilfe von ihnen. Sie werden die Erfahrung machen, dass die meisten Menschen gerne helfen. Sie werden sich freuen, wenn sie von Ihnen einen Hinweis erhalten, auf welche Weise sie sich nützlich machen können.

5.2   Psychotherapie

Nicht selten sind die Angehörigen von Patienten mit der seelischen Unterstützung des Patienten überfordert. Wenn Patienten die Bewältigung der seelischen Belastung durch ihre Erkrankung und Therapie nicht aus eigener Kraft gelingt, wenn auch die Angehörigen selbst überfordert sind und keine Hilfe für den Patienten sein können, dann ist es in solchen Fällen erforderlich, professionelle psychologische Hilfe in Anspruch zu nehmen.

Einem Psychotherapeuten stehen eine Vielzahl von verschiedenen Hilfsmöglichkeiten zur Verfügung, um den

Patienten das seelische Gleichgewicht zurück gewinnen zu lassen. Beratung, Einzelsitzungen, Gruppensitzungen und Vermittlung von Entspannungstechniken sind nur einige der möglichen psychotherapeutischen Interventions-möglichkeiten. Die psychotherapeutischen Behandlungen werden von den gesetzlichen Krankenkassen in allerdings begrenzter Zahl übernommen. Bei privaten Krankenver-sicherungen bestimmt die Art des Vertrages die Höhe der Übernahmebegrenzung.

5.3 Alternative Heilmethoden

Es gibt eine kaum überschaubare Menge an Behandlungs-methoden, die nicht zum Repertoire der Schulmedizin zählen und die unter dem Begriff „alternative Heil-methoden" zusammengefasst werden.

Dabei lässt sich der Begriff Schulmedizin nicht eindeutig eingrenzend definieren. Im Allgemeinen bezeichnet Schul-medizin die Art von Medizin, die an den Universitäten gelehrt und praktiziert wird. Sie erhebt den hehren Anspruch, dass ihre Praxis grundsätzlich stets wissenschaft-lich fundiert ist. Allerdings ist diese Behauptung ein wenig vermessen. Auch die Schulmedizin bedient sich in ihren Handlungen nicht immer wissenschaftlich begründeter Methoden. Dennoch gilt in der Schulmedizin der Grund-satz, dass idealerweise jede Wirksamkeitsbehauptung durch eine nach wissenschaftlichen Kriterien gestaltete Studie bewiesen werden und bestenfalls durch eine weitere unabhängige Studie bestätigt werden muss. Ein neues Medikament muss vor seiner Zulassung in Studien den Beweis seiner Effektivität oder eines zusätzlichen Nutzens für die Behandlung einer bestimmten Erkrankung im Vergleich zu einem bereits existierenden Medikament erbringen. Eine neue Operationsmethode muss in einer wissenschaftlichen Untersuchung ihre Überlegenheit über eine bereits etablierte Methode nachweisen (Infobox).

Infobox: Wie funktionieren Zulassungsstudien für Medikamente?

Jedes Medikament, welches neu für die Behandlung von Erkrankungen zugelassen werden soll, muss ein festgelegtes Studienprogramm durchlaufen. In der letzten Phase der Zulassung (Phase 3) muss die Wirksamkeit und Sicherheit des neuen Medikaments in der Behandlung einer Erkrankung bewiesen werden. Hierzu werden groß angelegt Studien oft mit mehreren tausend Patienten durchgeführt. Diese Studien werden randomisiert, Plazebo-kontrolliert und verblindet durchgeführt.

Randomisierung – Patienten, welche in die Studie eingeschlossen sind, werden per Zufallsprinzip einer der Studiengruppen zugelost.
Plazebo-Kontrolle – mindestens eine der Studiengruppen wird mit einem Scheinmedikament (Plazebo) behandelt.
Verblindung – entweder nur der Patient oder Patient und behandelnder Arzt (Doppelverblindung) wissen nicht, ob der Patient das neue Medikament oder das Plazebo erhält. Diese Regelung verhindert, dass alleine das Wissen, dass ein Patient das neue Medikament einnimmt, zu einer Besserung von Symptomen oder Befunden führt.

Bereits bei der Planung der Studie wird definiert welches die Kriterien für die Effektivität und die Sicherheit des Medikaments sind. Am Ende der Studie wird untersucht, ob das neue Medikament effektiv für die Behandlung der Erkrankung ist und ob dabei keine Bedenken gegen die Sicherheit bestehen. Die Auswertung der Studie wird durch eine zentrale Kommission vorgenommen, welche alle Informationen zusammenführt.

Beispiel

Ein neues Medikament zur Blutverdünnung soll zur Behandlung eines Blutgerinnsels in den Beinvenen (tiefe Beinvenenthrombose) erprobt werden. Dazu werden Patienten mit einer tiefen Beinvenenthrombose per Zufallsprinzip auf zwei Gruppen aufgeteilt. Die Patienten der ersten Gruppe werden mit dem neuen Medikament behandelt und die Patienten der zweiten Gruppe werden mit dem bisher verwendeten Medikament behandelt. Alle Patienten werden über einen Zeitraum behandelt und regelmäßig kontrolliert. Am Ende des Beobachtungszeitraums zeigt sich eine Auflösung der Thrombose bei mehr Patienten der Gruppe, welche mit dem neuen Medikament behandelt wurden, als in der Gruppe, welche mit dem bisherigen Medikament behandelt wurde. Somit hat das neue Medikament eine überlegene Wirksamkeit bewiesen.

Die Ergebnisse der neuen Methode müssen in einem wissenschaftlichen Journal veröffentlicht werden, um Akzeptanz in der Wissenschaft zu erlangen. Erst durch wissenschaftlich erwiesene Vorteile gegenüber einem bisherigen Standard kann sich eine neue diagnostische oder therapeutische Methode in der Schulmedizin etablieren. Methoden ohne nachweisbaren Vorteil gegenüber etablierten Referenzmethoden werden von der Schulmedizin verworfen.

Das Prinzip des durch Studien abgesicherten Wirksamkeitsbeweises gilt bei alternativen Heilmethoden nicht in dieser Radikalität. Einige Methoden wie zum Beispiel die Akupunktur sind zwar wissenschaftlich genauer untersucht worden, für die meisten Methoden fehlt jedoch der wissenschaftliche Nachweis ihrer Wirksamkeit.

Nun liegt den vielen alternativen Heilmethoden allerdings auch eine ganz andere Wirkungsbegründung zugrunde. Ihr Ansatz gründet sich auf individuellen Erfahrungen – auf Empirie. Die Beobachtung, dass es einzelnen Patienten nach einer solchen alternativen Behandlung besser geht, wird als Wirkungsbeweis akzeptiert. Auch eine lange, jahrhundertealte Tradition bestimmter alternativer Heilmethoden, wie sie beispielsweise in der traditionellen chinesischen Medizin oder im asiatischen Ayurveda besteht, wird als Rechtfertigung für deren Anwendung gesehen.

Alternative Heilmethoden haben in unserem Kulturkreis vor allem Zulauf von Patienten, die der Schulmedizin aufgrund schlechter Erfahrungen nicht mehr vertrauen oder bei denen die Schulmedizin mit ihrer Behandlungsart keine Besserung erzielen konnte. Insbesondere Patienten mit chronischen Erkrankungen, die bereits einen langen Leidensweg hinter sich haben, wenden sich nicht selten alternativen Heilmethoden zu.

Diese können bei chronischen Erkrankungen durchaus als sinnvolle Ergänzung schulmedizinischer Behandlung eingesetzt werden. Patienten berichten immer wieder über eine Besserung ihres Befindlichkeitszustandes bei Anwendung einer alternativen Heilmethode. Allerdings haben solche Berichte einen anekdotenhaften Charakter, da deren objektive Wirksamkeit durch wissenschaftliche Untersuchungen nicht nachgewiesen ist.

Hinzu kommt, dass die korrekte Auswahl der für den spezifischen Patienten erfolgversprechenden Behandlung nicht leicht fällt. Die Auswahl einer Methode wird daher stark vom Glauben an seine Wirksamkeit beeinflusst. Wenn es zum Beispiel bei rheumatischen Erkrankungen mehrere alternative Heilmethoden gibt, die alle eine wirksame Behandlung versprechen, muss sich ein solcher Patient individuell für eine Methode entscheiden, ohne dass er sich auf wissenschaftlich begründete Fakten stützen kann.

Alternative Heilmethoden dürfen von Ärzten und von Heilpraktikern angewandt werden. Heilpraktiker sind staatlich geprüfte und behördlich zugelassene Personen, welche den Heilberuf ausüben (Infobox).

> **Infobox: Gesetz über die berufsmäßige Ausübung der Heilkunde ohne Bestallung (Heilpraktikergesetz)**
>
> **§ 1**
>
> (1) Wer die Heilkunde, ohne als Arzt bestallt zu sein, ausüben will, bedarf dazu der Erlaubnis.
> (2) Ausübung der Heilkunde im Sinne dieses Gesetzes ist jede berufs- oder gewerbsmäßig vorgenommene Tätigkeit zur Feststellung, Heilung oder Linderung von Krankheiten, Leiden oder Körperschäden bei Menschen, auch wenn sie im Dienste von anderen ausgeübt wird.
> (3) Wer die Heilkunde bisher berufsmäßig ausgeübt hat und weiterhin ausüben will, erhält die Erlaubnis nach Maßgabe der Durchführungsbestimmungen; er führt die Berufsbezeichnung „Heilpraktiker".

Es gibt zwar Heilpraktiker- Schulen, jedoch sind diese nicht auf einen verbindlichen Lehrplan festgelegt. Daher können Heilpraktiker sehr unterschiedliche Ausbildungsverläufe vorweisen. Häufig rekrutieren sich Heilpraktiker aus medizinnahen Berufsgruppen wie Pflege oder Physiotherapie. Sie besitzen daher ein recht gutes medizinisches Teilwissen. Allerdings sind sie in der Regel nicht dazu ausgebildet, eine detaillierte Differenzialdiagnostik der zu den Symptomen des Patienten passenden Erkrankungen zu erstellen.

Bei unklaren und akuten Erkrankungen bestehen daher große Vorbehalte gegen rein alternative Behandlungsmethoden beziehungsweise gegen deren Effizienz. Die meisten nicht-ärztlichen Therapeuten sind nicht dafür ausgebildet akute, potenziell lebensbedrohliche Erkrankungen korrekt einzuschätzen und zu behandeln. Und die meisten alternativen Behandlungsmethoden haben keine wissenschaftliche Grundlage zur Behandlung akuter und lebensbedrohlicher Erkrankungen.

> Stellen Sie sich bei einer akuten Erkrankung zunächst einem Arzt vor.

Nur ein Arzt kann aufgrund seiner Ausbildung sicher beurteilen, ob es sich vielleicht um eine bedrohliche Erkrankung handelt, die unbedingt eine schulmedizinische Behandlung benötigt.

In der Behandlung von chronischen Erkrankungen haben die alternativen Therapieformen dennoch einen wichtigen Platz und ihre Berechtigung. Die Krankenkassen haben inzwischen auch Angebote für alternative Heilmethoden in ihren Leistungskatalog aufgenommen. Dabei sind einige Leistungen wie Akupunktur bei chronischen Rücken- und Knieschmerzen sogar im Regelleistungskatalog enthalten und werden von den Kassen übernommen. Andere Verfahren lassen sich jedoch nur über private Zusatzversicherungen abdecken. Gesetzliche Kassen dürfen dabei allerdings nur Leistungen übernehmen, die von Ärzten erbracht werden. Außerdem wird von dem behandelnden Arzt häufig eine Zusatzqualifikation gefordert.

Fragen Sie daher vor der Inanspruchnahme einer alternativen Heilbehandlung bei Ihrer Krankenkasse nach, ob diese die Kosten übernimmt. Fragen Sie unbedingt nach, welche Leistungserbringer für diese gewünschte Leistung zugelassen sind, da die Leistungsübernahme durch die Kassen häufig nicht alle Leistungserbringer abdeckt.

5.4 Physikalische Therapie

Die physikalische Therapie umfasst eine Gruppe von Therapieformen, die über von außen angewandte physikalische Reize für den Körper eine heilende Reaktion erzeugen soll.

Solche äußeren Reize können Bewegung, Wärme, im Wechsel Wärme und Kälte, Wasser und Luft, Licht, elektrischer Strom oder Schall sein. Dabei wird der Patient den Reizen passiv ausgesetzt. Beispiele für solche Wirkungen sind Massagen und Elektrotherapie. Bei anderen Methoden muss der Patient aktiv mitarbeiten, wie etwa bei der Ergotherapie oder der medizinischen Trainingsbehandlung.

Der positive Effekt physikalischer Therapieformen ist in der Regel wissenschaftlich gut belegt. Solche Therapieformen werden daher von schulmedizinisch arbeitenden Ärzten verschrieben.

Das Einsatzgebiet der physikalischen Therapien ist weit. Einige Methoden dienen lediglich der Linderung von Beschwerden. Andere beschleunigen den Heilungsprozess, und wieder andere können Funktionseinschränkungen von Bewegungen günstig beeinflussen. Beispiele für lindernde Maßnahmen sind kalte Wadenwickel bei Fieber oder die „heiße Rolle" bei Verspannungen. Eine Beschleunigung des Heilungsprozesses von Gelenkerkrankungen wird durch Bewegungsbäder bewirkt. Funktionsbeeinträchtigungen der Extremitäten werden durch Physio- und Trainingstherapie behandelt.

Aufgrund ihres breiten Einsatzgebietes sind physikalische Therapieverfahren praktisch bei jeder schwerwiegenden oder chronischen Erkrankung wichtige Bestandteile einer umfassenden Behandlung. Nicht selten werden dabei auch mehrere physikalische Therapieformen in Kombination eingesetzt.

Wenn Sie Betroffener einer chronischen Erkrankung sind, sprechen Sie daher mit Ihrem behandelnden Arzt über die Möglichkeiten von physikalischen Therapien. Er wird Ihnen die für Sie sinnvollen Behandlungsmethoden verschreiben. Dabei sollten Sie Ihrem Arzt und auch den für die physikalische Therapie zuständigen Therapeuten regelmäßig mitteilen, ob Sie von der Behandlung profitieren. Denn es besteht auch bei physikalischer Therapie die Möglichkeit, dass Sie als Patient sehr unterschiedlich auf deren Reize reagieren. Ein Patient profitiert beispielsweise von der Anwendung mit Wärme, während ein anderer Patient mit der gleichen Erkrankung vielleicht größere Linderung bei Anwendung von Kälte verspürt. Daher ist auch auf diesem therapeutischen Feld eine enge und offene Zusammenarbeit zwischen Ihnen und Ihrem Therapeuten für den Erfolg der Behandlung wichtig.

Die meisten physikalischen Therapieformen werden von den Krankenkassen übernommen, wenn eine ärztliche Verordnung vorliegt. Allerdings unterliegt auch die Verordnung von physikalischen Therapien der Budgetierung. Folglich kann ein Arzt nur eine bestimmte Anzahl von Therapieeinheiten pro Patient verordnen. Die exakte Zahl wird durch die Heilmittelrichtlinien festgelegt. Wenn bei maximalen Behandlungseinheiten weiterhin Behandlungsbedürftigkeit vorliegt, kann der Arzt eine Fortsetzung der Behandlungsübernahme durch die Krankenkasse beantragen. Diese Fortführung der Behandlung nennt sich **„Behandlung außerhalb des Regelfalls"**. Sollten Sie also nach der letzten Behandlung der Meinung sein, dass Sie weitere Behandlungseinheiten benötigen, sprechen Sie mit Ihrem Arzt über diese Möglichkeit. Rechnen Sie jedoch auch damit, dass Ihr Arzt einer weiteren Verordnung zurückhaltend gegenübersteht, da diese sein eigenes Budget belastet. Sind Sie privat versichert, besteht keine derartige Budgetierung für die Verschreibung physikalischer Therapie. Daher ist bei der privaten Krankenversicherung für Sie eine längerfristige Behandlung ohne besonderen Antrag Ihres Arztes möglich.

5.5 Selbsthilfegruppen

In vorherigen Kapiteln wurde bereits auf die Möglichkeit der Unterstützung durch Selbsthilfegruppen hingewiesen. Selbsthilfegruppen können in zweierlei Hinsicht hilfreich sein. Zum einen bieten sie wertvolle Unterstützung bei der Bewältigung einer Erkrankung. Sie lassen Erkrankte erkennen, dass es eine große Anzahl von Menschen gibt, die das gleiche Schicksal teilen müssen, jedoch einen Weg gefunden haben, mit ihrem Schicksal zurechtzukommen. Allein diese Erkenntnis vermittelt Trost und kann außerordentlich motivieren, es diesen Menschen gleichzutun und sein Schicksal anzunehmen.

Zum anderen bieten die Selbsthilfegruppen umfangreiche Informationsmöglichkeiten zu den vielfältigen Aspekten einer chronischen Erkrankung. Viele Erkrankte haben ein großes Informationsbedürfnis zu allen Facetten ihrer Erkrankung. Informationen beruhigen und helfen bei der Bewältigung der Krankheit weiter. Selbsthilfegruppen bedienen dieses Informationsbedürfnis meist vorbildlich, da sie Angebote von Gleichgesinnten für Gleichgesinnte liefern. Alle Betroffenen haben ähnliche oder gleiche Erfahrungen gemacht und viele dieser Menschen sind durch die Auseinandersetzung mit ihrer Erkrankung zu echten Experten geworden.

Wenn Sie Betroffener einer chronischen Erkrankung sind, suchen Sie im Internet nach Selbsthilfegruppen für

Ihre Erkrankung. Eine Liste von Internetseiten, welche Ihnen bei der Suche helfen, finden Sie im Anhang. Prüfen Sie sorgfältig deren Angebot!

Falls Sie sich angesprochen fühlen und für sich einen möglichen Nutzen sehen, machen Sie sich klar, dass eine Selbsthilfegruppe vom Engagement der Beteiligten lebt. Manch ein Patient hat durch seine Mitwirkung in einer solchen Selbsthilfegruppe in der Auseinandersetzung mit seiner Krankheit großen eigenen Gewinn erworben. Eventuell könnte ein anderer Betroffener auch aus Ihrem Forumseintrag wichtige Informationen für sich erhalten, die ihm wiederum weiterhelfen. Überlegen Sie daher, ob auch Sie sich vorstellen können, sich in einer solchen Gruppe zu engagieren.

5.6   Beschäftigung/Hobby

„Man darf sich durch seine Krankheit nicht beherrschen lassen",

das sagte ein dreizehnjähriger Junge, der an Diabetes mellitus erkrankt war. Das sagt sich leicht, wenn es von einem Nichtbetroffenen ausgesprochen wird. Wenn es jedoch von einem Kranken artikuliert wird, erhält dieser Satz ein ganz anderes Gewicht. Bis ein Erkrankter in der Lage ist, sein Leben nicht mehr von seinem Leiden beherrschen zu lassen, sondern der Erkrankung die wieder gewonnene Autonomie abtrotzen kann, hat er bereits eine lange Wegstrecke mit seiner Erkrankung hinter sich gebracht. Der dreizehnjährige Junge hatte es geschafft und er hat Recht.

Eine Erkrankung beeinträchtigt Ihr Leben nur so weit, wie Sie es zulassen.

Das Ziel der Auseinandersetzung mit einer Erkrankung ist, sich so viel von einem normalen Leben zurückzuholen wie möglich. Die Ausübung eines Hobbys kann dabei helfen.

Ein Hobby oder jede Art von befriedigender Beschäftigung, die Freude vermittelt, kann den Patienten von den Beschwernissen der Erkrankung ablenken. Durch eine fordernde Betätigung werden dunkle Gedanken und Sorgen über die Zukunft verdrängt, sodass positiven Gefühlen mehr Raum gegeben werden kann. Ist eine Erkrankung noch nicht verarbeitet, neigen viele Erkrankte dazu, vergangenen Fähigkeiten und Möglichkeiten nach- zutrauern. Gedanken wie „Damals konnte ich noch…, jetzt aber nicht mehr." oder „Wie konnte es nur dazu kommen?" sind typische Gedankenspiele von chronisch Erkrankten, die immer wieder um die vergangene Zeit kreisen.

Ein kreatives Hobby kann nun eine neue Zukunfts- perspektive vermitteln. Befasst man sich mit Malen oder Zeichnen, mit der Restaurierung eines Möbels oder ent- deckt man das Schachspiel für sich, dann werden die Gedanken in die Zukunft gewandt. Das Bild oder die Zeichnung soll gelingen, das Möbel soll in neuem Glanz erstrahlen und das Schachspiel vervollkommnet werden. Immer sind mit dem Hobby Ziele verbunden, welche sich in die Zukunft projizieren. Es ist für Erkrankte essenziell, wieder an Zukünftiges zu denken.

Die zurückgewonnene Fähigkeit zur Zukunftsorientierung weist auf die einsetzende positive Verarbeitung der Erkrankung hin. Ein Hobby und jede Art befriedigender Betätigung kann dabei sehr hilfreich sein. Eine schwere Erkrankung führt häufig zum Verlust von Eigenkontrolle, Selbstständigkeit, Selbstwertgefühl, Sicherheit und Lebensqualität. Jeder Mensch braucht gewisse Erfolgserlebnisse, um Zufriedenheit und Lebensfreude zu erfahren. Ein Hobby verschafft solche Erfolgserlebnisse. Das fertiggestellte Bild oder die Zeichnung, das neue gelungene Möbel, die neu erlernte Sprache, all diese Erfolgserlebnisse durch Beschäftigung mit einem Hobby schaffen die Zufriedenheit, die das Verlusterleben durch die Erkrankung mildert.

Ein kreatives Hobby kann somit selbst unter dem Druck einer schweren Erkrankung einen Weg zu neuer Lebenszufriedenheit weisen. Auch kann ein Hobby den Weg zu neuen sozialen Kontakten mit anderen Menschen ebnen. Gemeinsame Beschäftigung für ein gemeinsames Ziel, das Fachsimpeln in der Gemeinsamkeit, die regelmäßigen Treffen vermitteln dem Erkrankten das wertvolle Gefühl, wieder am Leben teilzunehmen – genug Gründe für einen chronisch Erkrankten, ein Hobby auszuüben.

Viele schwer Erkrankte können infolge ihrer Erkrankung jedoch ihr ursprüngliches Hobby nicht mehr ausüben. In einem solchen Fall reagieren Menschen sehr unterschiedlich. Hier bieten sich zwei Wege an, wie man mit der schwierigen Situation umgehen sollte. Man kann versuchen, das ursprüngliche Hobby trotz Erkrankung weiter auszuüben, auch wenn es Einschränkungen und Erschwernisse mit sich bringt. Hierfür gibt es viele leuchtende Beispiele z. B. im Behindertensport.

Beispiel

Eine junge Frau, die sich bei einem Reitunfall eine Quer-
schnittslähmung zugezogen hatte, übt ihren Reitsport
mit gewissen Hilfen weiter aus. Sie besteigt das Pferd mit
einem Flaschenzug und reitet mithilfe eines speziellen
Sattels. Als Lenkhilfen reichen ihr die Zügel und zwei
Gerten.
   Eine andere junge Frau war leidenschaftliche Ski-
fahrerin. Sie erlitt ebenfalls eine Querschnittlähmung.
Dennoch will sie sich das Skifahren nicht nehmen lassen
und erlernt daher das Fahren auf einem speziellen
Mono-Ski. Bei ihrer Urlaubssuche achtet sie auf Barriere-
freiheit bei den Skianlagen.

Solche bewundernswerten Menschen lassen sich ihr
Hobby nicht durch die Erkrankung nehmen und
betreiben es trotz größerer Schwierigkeiten weiter.
   Häufiger wird allerdings der zweite Weg beschritten.
Das Hobby wird gewechselt. Ein Läufer, welcher aufgrund einer Knieverletzung nicht mehr laufen kann, ent-
deckt seine Liebe zum Schwimmen. Eine Krebspatientin
und ehemals begeisterte Wanderin, die eine Unter-
schenkelamputation erleiden musste, steigt auf das Fahr-
rad um. Der Kreativität sind keine Grenzen gesetzt. So
lässt sich für jede Einschränkung auch das Hobby finden,
welches über die Bewältigung der Krankheit eine neue
Lebenszufriedenheit erzeugt. Verharren Sie daher nicht in
Erinnerung an ihr geliebtes früheres Hobby, welches Sie
nicht mehr ausüben können. Es gibt viele andere Dinge
im Leben, welche Ihnen ebenso viel Freude bringen
können. Begeben Sie sich auf die Suche! Vielleicht finden
Sie ja sogar ein Hobby, welches Sie noch mehr als das
frühere begeistert. Schlägt die eine Tür zu, geht an anderer
Stelle vielleicht eine neue Tür für Sie auf.

5.7   Spiritualität/Religion

Spiritualität und Religion gehören zur evolutionär-genetischen Grundausstattung des Menschen. Es ist bis heute keine Kultur bekannt, die ohne Spiritualität und Religion auskommt. Selbst in unserer zunehmend säkularen Zeit, die durch eine Abkehr der Menschen von den Institutionen der Kirche gekennzeichnet ist, besteht weiterhin großes Interesse an allen Arten von Spiritualität. Die Sehnsucht nach Spiritualität ist nicht erloschen.

Ein großes Thema von Religion und Spiritualität bleibt weiterhin der Umgang mit Krankheit und Leid. Die Ansätze, die dabei beschritten werden, wie Leiden erklärt werden kann und wie man Krankheit begegnen soll, sind vielfältig. So erfahren Gläubige in ihrer Religion Trost und Minderung des Leids. Solches Erleben ist besonders ausgeprägt, wenn Spiritualität in einer Gemeinde mit Gleichgesinnten erlebt wird. Manche Erkrankte finden erst in der Auseinandersetzung mit ihrer Erkrankung einen Weg zu neuer Spiritualität – für manche ein beglückendes Ereignis.

6

Was kommt nach der ersten Behandlung?

Inhaltsverzeichnis

6.1 Nachfolgebehandlung 114
6.2 Kontrolltermine 115
6.3 Anschlussrehabilitation/Rehabilitation 116
    6.3.1 Anschlussrehabilitation 116
    6.3.2 Rehabilitation 121

In diesem Kapitel erfahren Sie, wie die Behandlung länger-
währender oder chronischer Erkrankungen organisiert ist.

Mittlerweile haben Sie die erste Behandlung nach der
Sicherung der Diagnose hinter sich. Es geht Ihnen
körperlich besser. Einige der Unsicherheiten sind Ihnen
genommen worden. Andere bestehen noch weiter. Sie
haben sich mit Ihrer Erkrankung arrangiert, und es ist
Ihnen vielleicht gelungen, Ihr Leben mit der schwerwiegenden Diagnose neu zu beginnen. Sie sind die

© Der/die Herausgeber bzw. der/die Autor(en), exklusiv lizenziert
durch Springer-Verlag GmbH, DE, ein Teil von Springer Nature 2020
A. Barmeyer, *Krank, was tun?*,
https://doi.org/10.1007/978-3-662-61628-4_6

Erkrankung jedoch nicht los. Ihre chronische Krankheit ist zwar nicht heilbar, lediglich die Symptome und der Verlauf sind günstig zu beeinflussen. Sie sind somit auf eine kontinuierliche Weiterbehandlung angewiesen.

6.1 Nachfolgebehandlung

Häufig ist bei einer chronischen Erkrankung durch eine erste Behandlung nur eine Stabilisierung und ein Stillstand des Krankheitsprozesses erreichbar. Bei vielen Erkrankungen wird trotz Therapiebeginn jedoch noch kein stabiler Zustand erreicht. Solche Verläufe erfordern eine Intensivierung der therapeutischen Maßnahmen, um die individuelle Einstellung der Behandlung vornehmen zu können.

Ein typisches Beispiel hierfür stellt der Diabetes mellitus dar. Häufig erzwingen die ersten Symptome der Stoffwechsel-Erkrankung eine stationäre Aufnahme, um den metabolischen (= Stoffwechsel-) Zustand des neu Erkrankten zu stabilisieren und auszugleichen. Im Krankenhaus wird eine erste medikamentöse Behandlung begonnen und der Erkrankte kurz danach nach Hause entlassen. Er muss sich allerdings ab sofort regelmäßig bei seinem Hausarzt vorstellen, um den Stoffwechsel engmaschig kontrollieren zu lassen, da dieser sich in der häuslichen Umgebung anders verhält als im künstlichen Milieu eines Krankenhauses. Der Hausarzt wird dann die weitere Einstellung der medikamentösen Behandlung des Diabetes ambulant vornehmen und die Medikamente anpassen.

In anderen Fällen müssen Folgeerscheinungen einer Erkrankung weiterbehandelt oder Organfunktionsstörungen überwunden werden (zum Beispiel eine Nierenschwäche mithilfe der Dialyse). Was auch immer der Grund für eine bestimmte Art der Behandlung ist, Ihr Arzt wird es Ihnen erklären. Sinn der Nachfolgebehandlungen ist es, Ihre Erkrankung zurückzudrängen und den Verlauf zu kontrollieren.

> Nehmen Sie die Nachfolgebehandlung ernst. Begehen Sie nicht den Fehler die weitere Behandlung schleifen zu lassen, wenn es Ihnen besser geht.

Setzen Sie selbstständig keine Medikamente ab oder um. Besprechen Sie alle nach Ihrer Meinung notwendigen Änderungen oder Änderungswünsche mit Ihrem behandelnden Arzt.

6.2   Kontrolltermine

Selbst wenn bei einer chronischen Erkrankung ein stabiler Zustand erreicht worden ist, muss stets eine weitere Behandlung erfolgen, die häufig über einen langen Zeitraum unverändert fortgeführt werden muss. Auch der Verlauf einer dauerhaften Behandlung muss regelmäßig überprüft werden, um unerwartete Veränderungen frühzeitig zu erfassen und darauf reagieren zu können.

Um beim Beispiel des Diabetes mellitus zu bleiben, so kann durchaus nach einem über längere Zeit stabilen Verlauf eine erneute Entgleisung des Stoffwechsels einsetzen, etwa wenn sich das Aktivitätsniveau des Erkrankten geändert hat. Weiterhin kann der Diabetes zu Folgeerkrankungen führen, nach denen im Rahmen dieser Kontrolltermine systematisch gesucht wird. Das Einhalten regelmäßiger Kontrolltermine ist daher zur dauerhaften Überwachung auch stabiler Erkrankungen eminent wichtig. Kontrolltermine sollten daher genauso ernst genommen werden wie die Termine zur Nachfolgebehandlung.

6.3   Anschlussrehabilitation/ Rehabilitation

Die Begriffe Anschlussrehabilitation und Rehabilitation werden im allgemeinen Sprachgebrauch oft gleichbedeutend benutzt. Dabei bestehen durchaus Unterschiede. Der Begriff Anschlussrehabilitation, früher Anschlussheilbehandlung (AHB), bezieht sich ausschließlich auf eine Reha-Maßnahme im Anschluss an eine stationäre Behandlung. Diese verfolgt das Ziel, den Patienten nach der stationären Akutbehandlung für das soziale und berufliche Leben wieder fit zu machen. Eine Rehabilitation dagegen wird unabhängig von einem stationären Aufenthalt eingeleitet und hat das Ziel Behinderungen abzuwenden oder zu mildern. Meist sind Patienten, die in die Rehabilitation geschickt werden, chronisch Erkrankte, die von Behinderung bedroht oder schon betroffen sind.

6.3.1 Anschlussrehabilitation

Eine Anschlussrehabilitation (AHB) schließt sich an einen stationären Aufenthalt an, bei dem bestimmte Kriterien erfüllt sein müssen. Die Kriterien sind nach Indikationen in einer Liste des Gemeinsamen Bundesausschusses (GBA = höchstes Gremium der Selbstverwaltung im Gesundheitswesen mit Vertretern der Leistungserbringer und der Kostenträger) zusammengefasst und können dort eingesehen werden. Die AHB muss innerhalb von zwei Wochen nach Beendigung des stationären Aufenthaltes angetreten werden. Bei manchen Indikationen kann der mögliche Abstand zur Entlassung auch länger sein.

Die Reha-Maßnahme dauert im Allgemeinen drei Wochen. Sie soll bei dem Patienten die durch die Erkrankung verlorengegangenen Fähigkeiten wiederherstellen, um ihm zu ermöglichen, wieder am sozialen und beruflichen Leben teilnehmen zu können.

Bei dem zuständigen Sozialversicherungsträger muss ein Antrag gestellt werden, der vor Antritt der AHB genehmigt werden muss. Als Sozialversicherungsträger ist die Krankenkasse zuständig, wenn das Ziel eine Wiederherstellung der Gesundheit ist. Dagegen ist die Rentenversicherung zuständig, wenn das Ziel die Wiedererlangung der Berufsfähigkeit ist. In speziellen Fällen sind auch Berufsgenossenschaften oder bestimmte Ämter als Kostenträger verantwortlich.

Die Anmeldung zur AHB wird meist durch den behandelnden Arzt des Krankenhauses für den Patienten vorgenommen. Für die Anmeldung prüft der Arzt, ob alle Voraussetzungen, welche für eine AHB gefordert werden, erfüllt sind. Die Diagnose muss auf der Indikationsliste des Gemeinsamen Bundesausschusses enthalten sein. Es muss **Rehabilitationsbedürftigkeit, Rehabilitationsfähigkeit,** eine gute **Rehabilitationsprognose** sowie ein definiertes **Rehabilitationsziel** vorliegen.

Ein Patient ist dann rehabilitationsbedürftig, wenn er aufgrund einer akuten Erkrankung oder einer Operation einen Teil seiner körperlichen oder geistigen Funktionsfähigkeit verloren hat und diese durch geeignete Maßnahmen wiederaufbauen muss.

> **Beispiel**
>
> Ein Patient kann nach einer Hüft-Operation nur mühsam mit Krücken gehen. Im Anschluss an den stationären Aufenthalt benötigt er daher weitere intensive Physiotherapie, um seine volle Beweglichkeit und Gehfähigkeit wiederzuerlangen. In diesem Fall ist eine Anschlussrehabilitation indiziert.

Rehabilitationsfähigkeit bedeutet, dass die Einschränkungen es überhaupt ermöglichen, die Rehabilitationsmaßnahmen

durchzuführen. Dagegen ist es nicht sinnvoll, einen bett-
lägerigen, hilflosen oder nicht kooperativen Patienten
mit ungünstiger rehabilitativer Prognose anstrengenden
Therapien auszusetzen, um seine Funktionsfähigkeit wieder-
aufzubauen. Jeder Patient muss eine Mindestselbstständig-
keit aufweisen, um rehabilitationsfähig zu sein und aktiv am
Reha-Programm teilnehmen zu können.

Letztendlich muss für die Genehmigung einer AHB
ein sinnvolles und definitives Ziel erreichbar sein. Es
muss die objektive Chance bestehen, dass der Zustand des
Patienten sich unter den Reha-Maßnahmen verbessert.
Die erwartete Prognose ist ebenfalls Teil des Antrags für
eine AHB durch den Arzt.

Sie als Patient brauchen sich in der Regel, um die
Formalitäten für eine AHB keinerlei Gedanken zu
machen. Wenn Sie wegen einer Erkrankung oder einer
Operation, die auf der Indikationsliste des Gemeinsamen
Bundesausschusses steht, stationär behandelt werden, wird
im Laufe des stationären Aufenthaltes Ihr behandelnder
Arzt oder ein Sozialarbeiter des Krankenhauses auf Sie
zukommen. Mit diesem können Sie klären, ob Sie eine
ambulante oder stationäre Behandlung vorziehen und Sie
können Wünsche über Ort und Einrichtung äußern.

Die gesamte Organisation (Einholen der Genehmigung
des zuständigen Kostenträgers, Anmeldung in der
gewünschten Einrichtung) übernimmt das Krankenhaus.
Wenn eine AHB frühzeitig beantragt worden ist, liegt möglicherweise bei Ihrer Entlassung aus dem Krankenhaus
schon zu Hause ein Schreiben der Reha-Einrichtung für Sie
vor, das Ihnen alle Informationen über Ihre AHB liefert.

Sie können sich für eine ambulante oder eine stationäre
AHB entscheiden. Diese Frage sollten Sie mit dem
behandelnden Arzt Ihrer Klinik besprechen. Grundsätzlich gilt die Maßgabe **„ambulant vor stationär"**. Das hat
zum einen für die Kostenträger der AHB finanzielle Vorteile, da ambulante Reha-Maßnahmen kostengünstiger

als eine stationäre AHB sind. Zum anderen profitieren viele Patienten davon, zu Hause im eigenen Umfeld zu bleiben und nur zu den Reha-Maßnahmen in die Reha-Einrichtung kommen zu können.

Bei einer ambulanten AHB werden die gleichen Maßnahmen und Therapien wie bei einer stationären AHB durchgeführt. Trotz des Grundsatzes „ambulant vor stationär" steht Ihnen jedoch die freie Wahl zu. Nicht nur rein medizinische Kriterien sind für Ihre Entscheidung ausschlaggebend. Auch soziale Gründe sollten bei Ihrer Entscheidung mitwirken. Sind eine korrekte Versorgung und Betreuung durch die Angehörigen zu Hause nicht möglich oder wenn Sie alleine leben, dann erscheint eine stationäre AHB wegen der besseren Betreuung sinnvoller (Tab. 6.1).

Tab. 6.1 Unterschiede zwischen ambulanter oder stationärer Anschlussrehabilitation/Rehabilitation

Ambulante Reha	Stationäre Reha
Sie schlafen zu Hause und fahren zu den Anwendungen täglich in die Reha-Einrichtung	Sie sind in Vollpension in der Reha-Einrichtung untergebracht und erhalten die Anwendungen vor Ort
Vorteile: • Wochenenden zu Hause • Schlafen im eigenen Bett • Keine Zuzahlungen • Hilfe/Pflege durch Angehörige	**Vorteile:** • Komplette Entlastung von Alltagsaufgaben • Konzentration auf Gesundung (Bewegung, Ernährung, Unterkunft mit Hilfsmitteln) • Größere Verfügbarkeit von Einrichtungen • Kennenlernen neuer Regionen
Nachteile: • Vielleicht keine Entlastung von Alltagsaufgaben • Weniger verfügbare Einrichtungen • Größere Belastung durch tägliche Anreise	**Nachteile:** • Meist weit weg von Zuhause • Seltener Besuch • Zuzahlung möglich

Die Kostenträger verhalten sich in solchen Situationen in der Regel einsichtig.

Sie können sich zudem für eine Ihnen genehme Reha-Einrichtung entscheiden. Die Kostenträger haben zwar mit bestimmten Reha-Einrichtungen Verträge geschlossen, in denen die Konditionen festgelegt sind, zu denen ihre Versicherten behandelt werden. Sie wirken daher gerne darauf hin, dass ihre Versicherten in solchen Reha-Einrichtungen unterkommen, mit denen sie Verträge abgeschlossen haben. Wollen Sie Ihre AHB allerdings in einer Reha-Einrichtung Ihrer Wahl antreten, so haben Sie rechtlich die Freiheit der Wahl (§ 9 des SGB IX). Sofern der Kostenträger keine Einwände gegen die Angemessenheit und Berechtigung Ihres Wunsches vorbringen kann, ist er verpflichtet, Ihrer Wahl zuzustimmen und die Kosten zu tragen. Informieren Sie sich daher so früh wie möglich, welche Reha-Einrichtung Ihren Vorstellungen entspricht.

Häufig bietet sich während des stationären Aufenthaltes jedoch nicht die Möglichkeit, sich gründlich zu informieren. So wird das Krankenhaus Ihnen in der Regel eine Reha-Einrichtung vorschlagen, die Vertragspartner Ihres Kostenträgers ist. Im Falle einer geplanten Operation, die eine AHB erforderlich machen wird, sollten Sie diese Informationen schon im Vorfeld des stationären Aufenthaltes einholen, um dann dem behandelnden Arzt im Krankenhaus Ihre Wahl der Reha-Einrichtung mitzuteilen.

Wahlfreiheit besteht grundsätzlich für gesetzlich und privat Versicherte. Bei privat Versicherten kann in manchen Fällen eine gewisse Kostenbeschränkung durch ihre Kasse verfügt werden. Wenn Sie sich als privat Versicherter für eine spezielle Reha-Einrichtung entschieden haben, kommt es vor, dass Ihr Kostenträger zwar seine Zustimmung zu einer AHB in dieser Einrichtung erteilt, aber die Kostenerstattung nur bis zu einem bestimmten Betrag übernimmt. Eine solche Minderung der Erstattung ist in der Regel nicht rechtens. Auch der private Kostenträger muss die Kosten für eine medizinisch notwendige AHB übernehmen. Dabei darf er nicht den niedrigsten Marktpreis zugrunde legen. Er ist verpflichtet, auch eventuell anfallende höhere Kosten zu genehmigen, was höchstrichterlich entschieden wurde. Eine Minderung der Erstattung ist daher nur in extremen Ausnahmefällen rechtlich möglich.

6.3.2 Rehabilitation

Unter dem Begriff der Rehabilitation (Reha) werden Maßnahmen zusammengefasst, die das Ziel verfolgen, eine drohende Behinderung abzuwenden oder eine bestehende Behinderung zu mildern. Der zentrale Grundsatz der Rehabilitation lautet **„Reha vor Rente"**. Damit ist gemeint, dass der Betroffene zunächst jede notwendige Unterstützung erhalten soll, um weiterhin am Arbeitsleben teilnehmen zu können. Nur wenn die Einschränkungen so ausgeprägt sind, dass seine Erwerbsfähigkeit in Zukunft nicht mehr möglich ist, tritt der Rentenfall ein. Bei den Reha-Leistungen wird zwischen medizinischer, beruflicher und sozialer Rehabilitation unterschieden.

Die **medizinische** Rehabilitation umfasst alle medizinischen Leistungen, die eine Verbesserung der Gesundheit und den Erhalt der Arbeitsfähigkeit ermöglichen. Diese Leistungen können ambulant oder stationär in Anspruch genommen werden (Tab. 6.1) Die Dauer einer regulären medizinischen Rehabilitation beträgt in der Regel drei Wochen. Die anfallenden Kosten werden von den Rentenversicherungsträgern übernommen.

Allerdings muss der Versicherte bei einer stationären Reha täglich bis zu zehn Euro hinzuzahlen. Während der Reha läuft die Entgeltzahlung durch den Arbeitgeber normal weiter, sofern der Anspruch nicht bereits wegen der gleichen Krankheit erloschen ist.

Die **berufliche** Rehabilitation fasst unterschiedliche nicht-medizinische Maßnahmen zusammen, welche den Erhalt der Arbeitsfähigkeit sichern sollen. Diese Maßnahmen beinhalten beispielsweise Unterstützung zur Anschaffung von Hilfsmitteln am Arbeitsplatz, Hilfe bei der behindertengerechten Ausstattung eines Autos, Umbaumaßnahmen in der eigenen Wohnung, Hilfe bei der Suche nach einer alternativen Arbeit, Zuschüsse bei der Gründung eines selbstständigen Berufes.

Unter dem Begriff der **sozialen** Rehabilitation werden Maßnahmen zusammengefasst, welche die Teilhabe am gesellschaftlichen Leben ermöglichen sollen. Darunter fallen beispielsweise Hilfe zum betreuten Wohnen, heilpädagogische Leistungen, Hilfe zur Verständigung mit der Umwelt usw. Das Ziel der Maßnahmen ist die Inklusion von Behinderten in die Gesellschaft.

Eine Reha muss beim jeweils zuständigen Sozialversicherungsträger, meist dem Rentenversicherer beantragt werden, wobei es unterschiedliche Verfahren gibt. Der Sozialversicherungsträger prüft die Ansprüche und entscheidet, ob die Reha in seine Zuständigkeit fällt und ob Ihnen eine Reha zusteht oder nicht. Wenn der Sozialversicherungsträger sich für nicht zuständig hält, leitet er den Antrag an den für Sie zuständigen Sozialversicherungsträger weiter. Dies kann die Krankenversicherung, Unfallversicherung, das Sozialamt, Jugendamt oder Versorgungsamt sein.

Falls Sie sich für eine Reha interessieren, wenden Sie sich daher am besten zunächst an Ihren Hausarzt, um die verschiedenen Alternativen mit ihm zu besprechen. Der Hausarzt hat in der Regel Erfahrung mit Reha-Anträgen und kann Ihnen genauer Auskunft über Ihre Möglichkeiten erteilen. Zusätzlich sollten Sie sich auch an Ihre Rentenversicherung oder Krankenversicherung wenden, um Informationen über die formalen Voraussetzungen Ihres Antrages zu erhalten.

7

Was passiert, wenn ich mich nicht mehr äußern kann?

Inhaltsverzeichnis

7.1   Gesundheitsvollmacht   127
7.2   Betreuungsverfahren   131
7.3   Patientenverfügung   133

In diesem Kapitel erfahren Sie, wie Sie sicherstellen, dass Sie gemäß Ihrem Willen behandelt werden, auch wenn Sie sich nicht mehr äußern können.

Grundsätzlich muss jede Entscheidung medizinischer Art vom betroffenen Patienten selbst getroffen werden. Der behandelnde Arzt ist verpflichtet, den Patienten entsprechend über die Erkrankung und die Vor- und Nachteile verschiedener Vorgehensweisen aufzuklären, um den Patienten in die Lage zu versetzten seinen eigenen Willen zu bilden. Der Wille des Patienten ist damit der Fahrplan für das weitere Vorgehen.

© Der/die Herausgeber bzw. der/die Autor(en), exklusiv lizenziert
durch Springer-Verlag GmbH, DE, ein Teil von Springer Nature 2020
A. Barmeyer, *Krank, was tun?*,
https://doi.org/10.1007/978-3-662-61628-4_7

Immer wieder kommt es jedoch vor, dass Patienten ihren Willen nicht äußern können. Das kann verschiedene Gründe haben. Manche Erkrankungen können es mit sich bringen, dass Patienten nicht wach und ansprechbar sind. Andere Erkrankungen führen dazu, dass Patienten wach aber verwirrt und daher nicht einsichtsfähig sind. In anderen Situationen können Patienten sich trotz Einsichtsfähigkeit nur schwer oder gar nicht äußern, sodass deren Willen nicht sicher verständlich ist. Trotzdem müssen auch bei diesen Patienten medizinische Entscheidungen getroffen werden.

> **Beispiel**
>
> Eine ältere Dame wird wegen einer Lungenentzündung auf die Intensivstation aufgenommen. Im Verlauf verschlechtert sich ihr Zustand und sie muss über einen Beatmungsschlauch, der über die Mundhöhle eingeführt wird, künstlich beatmet werden. Nach einigen Tagen stellt sich die Frage, ob der Krankheitsverlauf günstig beeinflusst werden kann, wenn die weitere Beatmung über einen Luftröhrenschnitt erfolgen würde.

Im vorliegenden Beispiel soll ein Eingriff vorgenommen werden, welcher planbar ist. Jedoch kann die betroffene Patientin ihren Willen aufgrund ihres Zustandes nicht äußern. In solch einer Situation muss die Entscheidung also von einer anderen, dafür bevollmächtigten Person getroffen werden. Hierfür gibt es grundsätzlich zwei Möglichkeiten: eine im Vorfeld abgegebene **Vollmacht** für gesundheitliche Entscheidungen (Gesundheitsvollmacht) oder die Einrichtung einer gesetzlichen **Betreuung** durch das Amtsgericht.

7.1 Gesundheitsvollmacht

Eine Gesundheitsvollmacht ist die Erklärung einer Person (Vollmachtgeber), dass eine andere, genau bestimmte Person (Vollmachtnehmer, Bevollmächtigter) im Fall einer späteren Geschäftsunfähigkeit Entscheidungen von gesundheitlichem Belang in ihrem Namen treffen kann.

Damit kann jeder Mensch ihm nahestehende Personen (z. B. Ehepartner, Kinder, Freunde) ermächtigen, für ihn Entscheidungen über notwendige medizinische Eingriffe zu treffen, wenn er selbst dazu nicht mehr in der Lage ist. Die Gesundheitsvollmacht kann formlos erstellt werden und benötigt keinerlei notarielle Beglaubigung. Es empfiehlt sich aber sie in schriftlicher Form abzufassen, damit in Situationen, in welchen der Vollmachtgeber nicht mehr äußerungsfähig ist, bei den behandelnden Ärzten Klarheit über die Bevollmächtigung besteht.

Bei vielen sozialen Einrichtungen gibt es einfache Vordrucke, welche man sich zuschicken lassen oder im Internet herunterladen kann. Diese müssen lediglich mit den entsprechenden Namen ausgefüllt und unterschrieben werden, um gültig zu sein.

Eine Gesundheitsvollmacht bietet mehrere große Vorteile. Zum einen kann der Vollmachtgeber dadurch nämlich eine bestimmte Person seiner Wahl bevollmächtigen, medizinische Entscheidungen in seinem Namen zu treffen, unabhängig davon, welche familiäre Bande besteht. Wenn beispielsweise der Vollmachtgeber in einer nicht eingetragenen Lebenspartnerschaft lebt, kann der jeweilige Lebenspartner bevollmächtigt und für die behandelnden Ärzte als erster Ansprechpartner identifiziert werden. Liegt in solch einer Situation keine Vollmacht vor, könnte es für den Richter des Amtsgerichts im Rahmen eines Betreuungsverfahrens (siehe dort) schwierig sein, zu klären wer denn nun zum Betreuer ernannt wird, der Lebenspartner oder Angehörige der Familie.

Zum anderen besteht ein weiterer Vorteil in dem Zeitgewinn, den eine Vollmacht bringt, wenn dringliche aber planbare Eingriffe beschlossen werden müssen. Liegt eine Vollmacht vor, können diese Entscheidungen schnell getroffen und in der für den Patienten optimalen Zeit durchgeführt werden. Wenn keine Vollmacht vorliegt, muss zunächst der Weg über das Amtsgericht eingeschlagen werden, um eine Betreuung des Patienten zu erwirken. Dadurch wird nicht selten wertvolle Zeit verspielt, bevor ein Eingriff überhaupt stattfinden kann.

Eine Vollmacht ist eine große Verantwortung, welche dem Bevollmächtigten auferlegt wird. Er muss Entscheidungen treffen, welche dem mutmaßlichen Willen des Patienten entsprechen. Selbst, wenn Entscheidungen nach bestem Wissen und Gewissen getroffen werden, besteht jedoch immer die Möglichkeit, dass sich der Patient in dieser Situation selbst vielleicht anders entschieden hätte, wenn er sich hätte äußern können. Das ist eine Spannung, welche jeder Bevollmächtigte verspüren wird. Er muss diese aber ertragen, um Entscheidung treffen zu können.

Zusätzlich zu den Zweifeln wie der Patient sich selbst entschieden hätte, besteht die Unsicherheit, ob die getroffene Entscheidung dem Patienten auch wirklich nutzt. Jeder medizinische Eingriff kann Komplikationen verursachen oder Schäden hervorrufen, auch wenn alle Beteiligten sich größte Mühe geben, dies zu verhindern. Ein Bevollmächtigter muss daher gegebenenfalls damit umgehen können, dass eine seiner Entscheidungen möglicherweise nicht zum Nutzen des Patienten war, dass vielleicht Komplikationen aufgetreten sind oder es dem Patienten danach sogar noch schlechter geht als vorher. Dies ist eine Vorstellung, welche sicherlich vielen Menschen Angst macht, welche für Angehörige Verantwortung tragen und Entscheidungen treffen müssen.

Zu guter Letzt kann ein Bevollmächtigter im Extremfall mit Fragen über Leben und Tod konfrontiert werden, beispielsweise, ob ein Blutwäscheverfahren eingesetzt werden soll, ob eine Wiederbelebung nach bereits mehrfachen Ereignissen auch weiterhin erfolgen soll oder ob eine lebenswichtige Operation, welche sehr risikoreich ist, vorgenommen werden soll.

All diese Umstände liegen wie eine große Bürde auf den Schultern von Bevollmächtigten, welche im Namen von Patienten Entscheidungen treffen müssen.

Aus diesem Grund ist eine Bevollmächtigung auch keine einseitige Bestimmung vonseiten des Vollmachtgebers, in der er einen Bevollmächtigten einfach bestimmt. Es handelt sich vielmehr um eine gegenseitige Vereinbarung. Nicht nur der Vollmachtgeber muss die Entscheidung über seine Gesundheit jemand anderem übertragen, sondern ebenso muss der Bevollmächtigte diese auch annehmen. Niemand kann zur Annahme einer Vollmacht gezwungen werden. Dieses ist ein freiwilliger Akt, welcher mit einer Unterschrift durch den Bevollmächtigten auf dem Dokument bezeugt wird, und welcher jederzeit zurückgenommen werden kann. Wenn man sich also dazu entschließt eine Vollmacht anzunehmen, begibt man sich keineswegs in eine Situation, aus welcher es keinen Ausweg gibt, wenn man es sich später vielleicht anders überlegen sollte.

Ich möchte an dieser Stelle jeden Einzelnen dazu ermutigen, sich von der Verantwortung einer Bevollmächtigung nicht entmutigen zu lassen. Es gibt keinen Zweifel, die Verantwortung ist groß. Jedoch müssen im Falle des Eintretens der Bevollmächtigung Entscheidungen getroffen werden, welche durch niemanden besser getroffen werden könnten als durch Sie, wenn Sie durch einen Angehörigen oder Vertrauten als Bevollmächtigter ausgewählt worden sind. Nach Einschätzung dieses Menschen sind Sie derjenige, welcher seine Wünsche und Einstellung besser als jeder andere kennt und umsetzten würde. Und er hält Sie für geeignet seine Interessen zu vertreten. Warum sollte er sich irren? **Sie verdienen dieses Vertrauen.**

Als Bevollmächtigter   würden Sie außerdem bei der Entscheidungsfindung nie allein gelassen werden. Es ist eine wichtige ärztliche Aufgabe, Sie bei der Entscheidungsfindung zu beraten, zu unterstützen und bei Bedarf auch zu führen. Zusätzlich können Sie sich selbst mit vertrauten Personen beraten, um gemeinsam die bestmögliche Entscheidung für den Patienten zu finden. Die Erfahrung zeigt, dass am Ende des Entscheidungsprozesses meist eine Lösung steht, welche alle Beteiligten gemeinsam erarbeitet haben. Somit wird die Verantwortung in den allermeisten Fällen auf vielen Schultern getragen, was dem Bevollmächtigten zumindest einen Teil seiner Belastung nimmt.

> Jeder Mensch, welcher volljährig ist und vertraute Personen hat, sollte unabhängig davon, ob er krank ist oder nicht, eine Gesundheitsvollmacht aufsetzen.

Damit ist er für den Fall, dass ihm etwas zustößt, vorbereitet.

Sprechen Sie daher mit der Person ihrer Wahl, ob sie bereit ist, eine derartige Vollmacht anzunehmen. Idealerweise ist es eine Person, welche Sie gut kennen und welche Sie ebenso gut kennt. Diese Person sollte wissen wie ihre Einstellung zu Gesundheit, Krankheit, medizinischen Eingriffen, lebenserhaltenden Maßnahmen und Tod ist. Und Sie sollten mit dieser Person ebenso gut vertraut sein, um deren Meinung zu diesen Themen zu kennen.

Es ist jedoch meines Erachtens nicht notwendig, dass die Ansichten der auserwählten Person und Ihre deckungsgleich sind. Es zählt einzig und allein, dass Sie selbst sich sicher sind, dass die Person Ihres Vertrauens die notwendigen Entscheidungen in Ihrem Sinne treffen würde.

7.2   Betreuungsverfahren

Es kommt nicht selten vor, dass ein Patient nicht mehr fähig ist, Entscheidungen hinsichtlich seiner Gesundheit selbst zu treffen und im Vorfeld keine Vollmacht ausgestellt hat. In solchen Fällen muss ein gerichtliches Betreuungsverfahren eingeleitet werden. Im Jahr 2016 bestanden in Deutschland etwa 1,2 Mio. Betreuungsverfahren und es wurden über 190.000 Betreuungen neu eingerichtet (Statistik des Bundesamtes für Justiz 2018).

Ziel eines Betreuungsverfahrens ist es, denjenigen Personen, welche Ihre Geschäftsfähigkeit verloren haben, eine andere Person zur Seite zu stellen, die im Namen und Interesse der betreuten Person Entscheidungen treffen kann.

Die Feststellung der Betreuungsbedürftigkeit ist ein harter Einschnitt in die Persönlichkeitsrechte der betroffenen Person und der Schutz der Persönlichkeitsrechte ist in Deutschland eine hohes Rechtsgut. Daher kann eine Betreuung nur durch richterliche Entscheidung nach Begutachtung des individuellen Falles angeordnet werden. Dieser Eingriff in die Persönlichkeitsrechte wird dadurch gerechtfertigt, dass durch eine Betreuung der Schutz der betroffenen Person sichergestellt wird.

Ein Antrag für eine Betreuung kann von jedermann gestellt werden. Häufig erfolgt der Antrag durch Angehörige oder durch das Amt. Bei akuten

Erkrankungen, welche dazu führen, dass ein Patient im Krankenhaus aufgrund einer akuten Erkrankung nicht mehr geschäftsfähig ist, wird der Antrag nach Rücksprache mit den Angehörigen klassischerweise von den behandelnden Ärzten gestellt. Der Antrag muss beim Amtsgericht eingereicht werden und wird dann von einem Betreuungsrichter bearbeitet.

Dieser muss den Patienten grundsätzlich persönlich anhören und sich ein eigenes Bild von seiner Situation machen. Sodann muss er ein Sachverständigengutachten einholen, um die Notwendigkeit einer Betreuung zu beurteilen. Erst dann kann die Entscheidung für oder gegen eine Betreuung erfolgen. Im Falle einer Entscheidung für eine Betreuung wird in den allermeisten Fällen ein nahestehendes Familienmitglied zum Betreuer ernannt und mit den entsprechenden Rechten ausgestattet. In Fällen, in denen im Umfeld des Patienten kein möglicher Betreuer vorhanden ist, wird ein Berufsbetreuer eingesetzt, welcher die Betreuerfunktion gewerblich ausübt.

In Fällen, in denen eine Betreuung möglichst schnell eingerichtet werden muss, beispielsweise in einer Akutsituation im Krankenhaus, kann der Betreuungsrichter per einstweiliger Anordnung einen vorläufigen Betreuer ernennen.

Die Einrichtung einer Betreuung ist ein großer Einschnitt in die Selbstbestimmung und die persönlichen Freiheiten, daher sind die rechtlichen Hürden hoch. Sie wird nur dann eingesetzt, wenn sie dringend notwendig ist, um den Patienten zu schützen.

7.3 Patientenverfügung

Eine weitere Form der Festlegung des eigenen Willens für den Fall, dass man eines Tages nicht mehr äußerungsfähig sein sollte, ist die Patientenverfügung.

Eine Patientenverfügung ist eine in schriftlicher Form aufgesetzte und eigenhändig unterschriebene Erklärung, wie man in konkreten Situationen medizinisch behandelt werden möchte. Sie bietet damit die Möglichkeit, Behandlungen in bestimmten Situationen auszuschließen oder diese explizit zu wünschen.

Die Abfassung einer Patientenverfügung ist eine der schwierigsten Aufgaben überhaupt. Um diese aufzuschreiben, ist man als gesunder Mensch gezwungen, sich Gedanken über mögliche eigene gesundheitliche Extremsituationen zu machen und sich selbst dazu zu positionieren. Das erfordert, sich bildlich und emotional in die jeweiligen Situationen zu versetzen und zu spüren, welche Behandlungswege man in diesen Situationen einschlagen möchte.

Manche Menschen haben vielleicht einmal einen geliebten Angehörigen in einer derartigen Situation erlebt und Beobachtungen gemacht, welche sie positiv empfanden oder aber auch ablehnen würden. Andere Menschen haben möglicherweise beruflich mit gesundheitlichen Extremsituationen zu tun und können sich so ein Bild von den Maßnahmen machen, welche sie annehmen oder ablehnen würden. Die Mehrzahl der Menschen jedoch verfügt über nur wenig direkte Erfahrung mit Grenzsituationen des Lebens.

Daher wird es ihnen nicht leichtfallen, sich diese Situationen vorzustellen und ihre eigenen Wünsche und Bedürfnisse zu formulieren. Meist fehlt schon das Wissen über die Maßnahmen der Intensivmedizin. Themen, wie künstliches Koma, künstliche Beatmung, künstliche Ernährung, Wiederbelebung, Nierenersatzverfahren, Plasmaaustausch, Leberersatzverfahren, Kreislaufunterstützungsverfahren, Hirndrucksonde und viele andere sind den meisten Menschen nur ungefähr bekannt. Wie sieht die einzelne Maßnahme aus? Was ist der Nutzen dieser Maßnahme? Wie hoch ist die Wahrscheinlichkeit, dass dieser Nutzen eintritt? Wie sind die Belastungen durch die Maßnahme für mich als Patient? Welche Risiken birgt die Anwendung dieser Maßnahme für mich in der Situation und auch darüber hinaus? All diese Fragen müssen beantwortet werden, um sich für oder gegen die Durchführung einer Maßnahme entscheiden zu können. Es dürfte jedoch den meisten Menschen erhebliche Schwierigkeiten bereiten einzuschätzen, was der Einsatz jeder einzelnen Maßnahme an Chancen, an Belastungen oder an Risiken bringt.

Eine Patientenverfügung spiegelt den Willen des Patienten wider. Dieser Wille muss von den behandelnden Ärzten respektiert und von einem eventuellen Betreuer durchgesetzt werden. Somit sind die Aussagen der Patientenverfügung bindend für alle, die an der Behandlung des Patienten beteiligt sind. Damit die Aussagen der Patientenverfügung aber umgesetzt werden können, müssen sie ausreichend konkret abgefasst sein. Allgemeine Aussagen wie „Ich wünsche keine lebensverlängernden Maßnahmen", oder „Ich wünsche keine Wiederbelebung" sind laut Bundesgerichtshof nicht ausreichend, um den Willen des Patienten auszudrücken. Vielmehr soll zusätzlich eine genaue Beschreibung der Situationen vorgegeben werden, für welche diese Wünsche gelten sollen. Erst damit wird die Willensbildung des Patienten für die an der Behandlung beteiligten Personen ausreichend ersichtlich.

Ich möchte mir an dieser Stelle eine persönliche Bemerkung erlauben. Eine Patientenverfügung ist ein sehr gutes Instrument, um auch nach Verlust der eigenen Äußerungsfähigkeit noch Kontrolle über den Umgang mit dem eigenen Körper zu behalten. Außerdem ermöglicht sie, die an der Behandlung beteiligten Personen über eigene ethische Vorstellungen zu informieren und deren Umsetzung sicherzustellen. Wenn Menschen also genaue Vorstellungen haben wie sie in bestimmten und konkreten Situationen behandelt werden möchten, sollten sie auf jeden Fall eine Patientenverfügung aufsetzten.

Ich habe aber den Eindruck, dass nicht wenige Menschen von der Komplexität der Fragen, welche durch eine Patientenverfügung behandelt werden sollen, überfordert sind. Häufig höre ich von Patienten, „Ich möchte nicht an Schläuchen hängen", oder „Ich möchte keine Apparatemedizin". Dabei kommt ein diffuses Unbehagen vor der unmenschlichen, technischen und entindividualisierten Seite der Medizin zum Ausdruck, welches sicher von vielen von uns geteilt wird.

Was bedeutet das aber im Einzelfall?

Wenn ein Patient beispielsweise keine künstliche Beatmung wünscht: beinhaltet das nur die Beatmung über einen Mundschlauch, oder auch die Beatmung über eine Maske, oder auch über einen Luftröhrenschnitt, welcher die Beatmung auch wacher Patienten erlaubt? In welchen Situationen soll dies gelten: im Akutfall, für eine Beatmung über mehrere Tage, oder gilt das nur für eine lebenslange Beatmung? Wie verhält es sich, wenn zunächst die Beatmung in einer Akutsituation begonnen wird und dann festgestellt wird, dass die Erkrankung sich als etwas Dauerhaftes und Fortschreitendes erweist? Soll die Beatmung dann beendet werden? Soll ein Ersticken in Kauf genommen werden? Diese Aneinanderreihung von Fragen kann länger fortgesetzt werden und soll illustrieren, wie vielschichtig medizinische Entscheidungen sein können. Bei Aufsetzen einer Patientenverfügung muss man sich dieser Vielschichtigkeit bewusst sein.

Wenn Sie sich daher für das Verfassen einer Patientenverfügung entscheiden, geben Sie sich Zeit, um diese Punkt für Punkt zu durchdenken und jeden Punkt in seiner Konsequenz zu erfassen.

Ein guter Wegweiser für das Erstellen einer Patientenverfügung ist die Broschüre des Bundesjustizministeriums, welche bestellt werden kann und auch zum Download bereitsteht (den Link finden Sie im Anhang). Hierin wird Ihnen geschildert, was Sie alles beachten müssen. Es werden außerdem Textvorschläge für spezifische Situationen gegeben. Stellen Sie sicher, dass Sie jede konkrete Situation auflisten, und angeben, welche Wünsche Sie für diese Situation haben. Reden Sie mit Angehörigen und Vertrauten, schildern Sie ihnen Ihre Meinung und hören Sie, was diese dazu zu sagen haben. Fragen Sie Ihren Arzt. Der Aufwand lohnt sich, Sie legen damit fest wie Sie im Angesicht der Grenze zwischen Leben und Tod behandelt werden.

8

Ich habe das Gefühl, da ist was schiefgelaufen, wie erhalte ich Gewissheit?

Inhaltsverzeichnis

8.1 Außergerichtliche Einigung 141
8.2 Gerichtliche Klärung 144

In diesem Kapitel erfahren Sie, was Sie tun können, wenn Sie einen Behandlungsfehler vermuten.

„Nobody is perfect". Dieser Aphorismus gilt auch für Ärzte, Pfleger, Physiotherapeuten, Arzthelfer, Heilpraktiker, Krankenhäuser, Praxen und wer sonst noch mit der Behandlung von Patienten betraut ist. Wie uns allen, so unterlaufen auch Beschäftigten im Gesundheitswesen Fehler. Zum Glück sind die meisten Fehler ohne Wirkung und haben keine negativen Folgen für die Behandlung eines Patienten. Dennoch kommt es auch immer wieder

© Der/die Herausgeber bzw. der/die Autor(en), exklusiv lizenziert   **137**
durch Springer-Verlag GmbH, DE, ein Teil von Springer Nature 2020
A. Barmeyer, *Krank, was tun?*,
https://doi.org/10.1007/978-3-662-61628-4_8

zu Fehlern, die unangenehme Konsequenzen für den Patienten haben können.

Da wird ein falsches Medikament ausgeteilt oder gespritzt. Da werden Hygieneregeln missachtet, es wird eine Diagnose fehlgedeutet oder der Patient verwechselt. Die Vielfalt möglicher Fehler ist unendlich.

In den letzten Jahren ist, auch verstärkt durch bisweilen dramatisierende Pressemeldungen, das kollektive Bewusstsein der Bevölkerung von Fehlern in der Patientenbetreuung deutlich gestiegen. In allen medizinischen Bereichen wird daran gearbeitet, Fehler frühzeitig zu erkennen, deren Ursachen zu identifizieren und Strategien für eine zukünftige Vermeidung zu erarbeiten. So entstand vielerorts eine offene Fehlerkultur mit dem Ziel, Fehler nicht mehr zu verheimlichen, sondern freimütig offenzulegen und deren Ursachen zu diskutieren. In Krankenhäusern wurden Meldesysteme (Critical Incident Reporting System = CIRS) eingeführt, mit deren Hilfe Fehler oder Beinahe-Fehler von den Mitarbeitern anonym gemeldet werden können, die dann strukturiert von einer Arbeitsgruppe aufgearbeitet werden. Medikamente wurden sicherer etikettiert, um Verwechslungen zu vermeiden. Strukturierte Abläufe mithilfe von Checklisten wurden eingeführt, um durch Standardisierung und Redundanz Sicherheit zu schaffen. Fehleranfällige Abläufe wurden geändert, Hygieneinitiativen ins Leben gerufen und Arbeitsplätze ergonomisch umgestaltet.

Trotz aller Anstrengungen kann es auch weiterhin zu Fehlern bei der Behandlung kommen, die für den Patienten große Auswirkungen wie ein verlängerter Krankenhausaufenthalt infolge einer Verschlechterung des Krankheitszustandes, zusätzliche Schmerzen oder irreparable Organschäden bis hin zum Tod haben können. Dabei bedeuten insbesondere irreparable Schädigungen für einen betroffenen Patienten eine maximale Katastrophe, bei der auch ein eventuelles Schmerzensgeld den Verlust an Lebensqualität nicht mehr ausgleichen kann.

Jedes Mal, wenn in die Integrität des menschlichen Körpers eingegriffen wird, können neben erwünschten Effekten auch unerwünschte Effekte als Komplikation der Behandlung auftreten. Solches sind beispielsweise Nebenwirkungen von Medikamenten, die Infektion einer Operationswunde, das Aufreißen einer chirurgischen Naht oder der Eintritt einer allergischen Reaktion. Unerwünschte Effekte können trotz sorgfältigem Arbeiten unvorhersehbar und schicksalhaft geschehen. Über mögliche Komplikationen wird der Patient daher vor jedem Eingriff genau informiert. Er gibt mit seiner Unterschrift das Einverständnis, dass der Eingriff in Kenntnis solcher möglichen Komplikationen durchgeführt werden darf. Eine Komplikation kann in der Tat eintreten, ohne dass jemand dafür verantwortlich zu machen ist, oder ohne dass fehlerhaft behandelt wurde. Daher werden Komplikationen, die bei bestimmten Behandlungen schicksalhaft auftreten können, auch nicht rechtlich verfolgt.

Andererseits können Komplikationen durchaus als Folge eines Diagnostik- oder Behandlungsfehlers verursacht worden sein.

Beispiel

Eine Wunde kann sich infizieren, weil sie nicht sachgerecht versorgt wurde. Eine Nebenwirkung kann einsetzen, weil ein Medikament verabreicht wurde, welches sich nicht mit einem anderen Medikament verträgt. Ein Blutgerinnsel kann sich bilden, weil die Gabe eines gerinnungshemmenden Medikamentes unterlassen oder vergessen wurde.

In solchen Fällen werden allgemeingültige Prinzipien des Umgangs mit der Erkrankung nicht eingehalten. Solche Komplikationen sind schuldhaft und nicht schicksalhaft verursacht worden. Sie sind vermeidbar und können daher straf- und zivilrechtlich verfolgt werden.

Jedoch, gravierende fehlerhafte Behandlungen sind selten. Einer Gesamtzahl von ca. 700 Mio. ambulanten und 18 Mio. stationären Fällen stehen nur etwas über 1800 von den Schlichtungsstellen der Ärztekammern als Behandlungsfehler anerkannte Fälle gegenüber (Behandlungsfehler-Statistik der Bundesärztekammer 2018). Das entspricht einem Anteil von 0,0003 % aller Behandlungen. Möglicherweise gibt es jedoch eine hohe Dunkelziffer. Andere Quellen schätzen den Anteil an Behandlungsfehlern auf 1 % aller Krankenhausbehandlungen (AOK Krankenhausreport 2014).

Nimmt bei einem Patienten die Erkrankung einen ungünstigen komplikativen Verlauf, ist es für diesen Patienten häufig nicht ersichtlich, ob die Komplikation schicksalshaft oder durch einen Behandlungsfehler schuldhaft verursacht worden ist. Selbst wenn auf Nachfragen bei dem behandelnden Arzt kein Behandlungsfehler angegeben wird, bleiben häufig Zweifel zurück, ob nicht doch im Laufe der Behandlung Fehler gemacht worden sind.

Die Klärung der Kausalität bei Eintreten einer Komplikation hat für Sie als Patient große Bedeutung. Im Fall des schuldhaften Verhaltes eines der Beteiligten haben Sie Anspruch auf Schadensersatz. Dabei geht es nicht nur um die finanzielle Kompensation von Schmerzen und Leiden (**immaterieller Schaden**), sondern auch um die Abmilderung von finanziellen Einbußen, welche Sie durch die Folgen der fehlerhaften Behandlung erlitten haben (**materieller Schaden**). Finanzielle Belastungen von schuldhaften Komplikationen können zum Beispiel die Ausgaben für notwendige Umbauten im eigenen Haus aufgrund einer Behinderung oder Gehaltseinbußen durch eine Berufsunfähigkeit sein. Sie sollten somit ein großes Interesse daran haben zu klären, ob ein schicksalhafter oder schuldhafter Verlauf die Ursache für Ihre Beeinträchtigung war.

Was können Sie als Patient in diesem Fall tun, um eine Klärung herbeizuführen?

Grundsätzlich besteht die Möglichkeit, eine Klärung außergerichtlich oder gerichtlich zu suchen. Sie sollten sich als Patient Klarheit darüber verschaffen, welches Ihr Ziel ist:

- Aufklärung von Unsicherheiten?
- Genugtuung für erlittenes Leid?
- Finanzielle Entschädigung für Schäden?
- Gerechte Strafe für fehlerhaftes Verhalten?

Sie sollten Ihre Ziele auch gegenüber dem Leistungserbringer klar formulieren. Je bedrohlicher Ihre Ziele für den Leistungserbringer sind, desto zurückhaltender wird dieser einer außergerichtlichen Klärung zustimmen. Sieht sich ein Arzt oder eine Pflegeperson dem Vorwurf eines Behandlungsfehlers ausgesetzt, steht für beide die Berufszulassung, evtl. die berufliche Existenz auf dem Spiel. Dann sind die Fronten verhärtet und eine gütliche Einigung ist nicht wahrscheinlich.

8.1 Außergerichtliche Einigung

Patient und Leistungserbringer sind frei, sich gütlich zu einigen. Dies sollte auch immer der erste Versuch sein, um eine Klärung herbeizuführen. Allerdings erweist sich dieser Weg häufig nicht als einfach, da die unterschiedlichen Meinungen nicht immer zu harmonisieren sind.

Dennoch können Sie versuchen, den Arzt oder das Krankenhaus, wenn Sie einen Diagnostik- oder Behandlungsfehler vermuten, mit Ihrer Einschätzung zu konfrontieren und eine Einigung vorzuschlagen. In einigen Krankenhäusern gibt es für derartige Fälle einen Ombudsmann oder Patientenbeauftragten, der Beschwerden entgegennehmen und eine Vermittlung versuchen kann. Geht die Gegenpartei nicht auf Ihre Vorschläge ein und es bestehen weiter unüberbrückbare Meinungsverschiedenheiten, müssen Sie den offiziellen Weg einschlagen. Immer wieder ist dieser Weg notwendig.

Zu diesem Zweck haben die Ärztekammern **Schlichtungsstellen** eingerichtet, deren Aufgabe die außergerichtliche, gutachterliche Klärung des Sachverhaltes ist. In den Schlichtungsstellen wird der strittige Befund durch eine Gutachterkommission aus Ärzten und Juristen geprüft und eingeschätzt. Das Schlichtungsverfahren ist dann möglich, wenn beide Parteien mit einem außergerichtlichen Schlichtungsversuch einverstanden sind. Die Einschätzung der Schlichtungsstelle ist rechtlich nicht bindend und hat daher nur den Charakter eines Vorschlages.

Sie können sich als Patient direkt an die Schlichtungsstelle wenden. Zuständig ist die Ärztekammer, in dessen Bereich der oder die von Ihnen Beschuldigte arbeitet. Die Schlichtungsstelle wird zunächst bei der Gegenseite nachfragen, ob diese der Eröffnung eines Schlichtungsverfahrens zustimmt. Ist das der Fall, werden durch die Schlichtungsstelle sämtliche Unterlagen angefordert und auf deren Basis zwei Gutachten von unterschiedlichen Gutachtern erstellt. Die Gutachten stellen lediglich fest, ob ein Behandlungsfehler vorliegt. Wenn Sie oder die Gegenseite mit dem Ergebnis des Gutachtens nicht einverstanden sind, hat das keine rechtlichen Konsequenzen, da das Gutachten nur den Sachverhalt beurteilt. Unabhängig vom Ausgang der gutachterlichen Beurteilung bleibt Ihnen in jedem Fall die gerichtliche Klärung.

Im Jahre 2018 wurden mehr als 10.000 Schlichtungsverfahren bei den Ärztekammern eingeleitet. Davon wurden bei knapp 6000 Verfahren Sachentscheidungen getroffen. Bei ca. 4100 Entscheidungen wurde kein Behandlungsfehler festgestellt. Der Weg über die Schlichtungsstelle ist somit ein Weg mit für Sie unsicherem Ausgang, was allerdings für alle gehbaren Wege zutrifft. Die Erstellung eines Schlichtungsgutachtens ist für Sie kostenfrei, hat eine hochwertige Qualität und kann eine Einigung erbringen ohne, dass der belastende und langwierige Weg über die Gerichte gegangen werden muss.

Falls Sie nicht den Weg über die Schlichtungsstelle gehen und doch eine gutachterliche Einschätzung Ihrer Behandlung erhalten wollen, gibt es noch andere Wege.

Die gesetzlichen Krankenkassen sind per Gesetz dazu angehalten, ihre Versicherten bei der Klärung von Schadensersatzansprüchen zu unterstützen. Dafür können sie die Behandlungsunterlagen des betroffenen Patienten durch den **Medizinischen Dienst der Krankenkassen** (MDK) auf mögliche Behandlungsfehler hin überprüfen lassen. Der MDK fordert die Behandlungsunterlagen von der Gegenseite an, erstellt auf dieser Grundlage ein Gutachten und stellt dieses dem Patienten kostenfrei zur Verfügung. Wenn Sie gesetzlich versichert sind, können Sie sich einfach mit Ihrer Krankenkasse in Verbindung setzen. Diese regelt dann das Weitere.

Wenn Sie jedoch privat versichert sind, bleibt Ihnen dieser Weg verschlossen, da der MDK nur für die gesetzlichen Krankenkassen zuständig ist. Dann müssen Sie ein privates Gutachten von einem durch Sie bestimmten Gutachter erstellen lassen, dessen Kosten von Ihnen getragen werden müssen.

8.2   Gerichtliche Klärung

Wenn Sie sich sicher sind, dass bei Ihnen ein Behandlungs-fehler vorliegt, was vielleicht auch noch durch ein Gut-achten gestützt wird, können Sie Ihre Ansprüche gerichtlich geltend machen.

Ein Gerichtsprozess ist allerdings zeitintensiv und kostet Geld und Nerven. Wenn der Prozess verloren geht, müssen Sie die Kosten des eigenen Anwalts, des Anwalts der Gegenpartei, die Gerichtskosten sowie die Kosten des Gutachtens tragen. Folglich sollten Sie schon im Vor-feld möglichst sicher geklärt haben, wie Ihre Erfolgs-aussichten sind. Dazu ist zum einen das Einholen eines Gutachtens unabdingbar. Zum anderen benötigen Sie auch fachkundigen Rat, den Sie von der Fachabteilung Ihrer Krankenkasse und von einer Fachanwaltskanzlei für Medizinrecht erhalten können.

Zur Durchsetzung Ihrer Schmerzensgeld- und Schadensersatzansprüche gegenüber der Gegenpartei wird ein Verfahren vor einem Zivilgericht geführt.

Ein Strafrechtsprozess hingegen verfolgt das Ziel, einen Schuldigen der gerechten Strafe zuzuführen. Eine straf-rechtliche Verfolgung sollte von Ihnen jedoch auf keinen Fall in die Wege geleitet werden, da die Beweislast für Sie in einem strafrechtlichen Verfahren sehr viel höher ist und der Beschuldigte dadurch im Zweifelsfall für unschuldig erklärt wird. Wenn einmal die Unschuld eines Mandanten in einem strafrechtlichen Prozess festgestellt wurde, sind die Hürden für einen Schuldspruch des Beschuldigten in einem zivilrechtlichen Prozess umso höher. Außerdem wird die Berufshaftpflichtversicherung der Gegenpartei unter Verweis auf die Unschuld ihres Mitglieds im Straf-rechtsprozess Zahlungen an Sie zu verhindern suchen.

In einem Zivilverfahren müssen von Ihnen drei Dinge nachgewiesen werden:

1. dass ein Behandlungsfehler vorliegt,
2. dass Sie einen Schaden erlitten haben,
3. dass der erlittene Schaden ursächlich auf den Behandlungsfehler zurückzuführen ist.

Wenn ein gerichtliches Verfahren geführt wird, gilt es, mehrere Besonderheiten zu beachten.

So muss eine Verjährungsfrist von drei Jahren eingehalten werden. Die Frist beginnt ab dem Zeitpunkt, an welchem Sie von einem möglichen Behandlungsfehler Kenntnis erlangt haben. Somit kann ein Verfahren auch lange nach einer Behandlung geführt werden, wenn der Patient erst später über einen Fehler unterrichtet wurde. Diese Frist kann auch ausgesetzt werden, wenn ein Verfahren bei einer Schlichtungskommission der Ärztekammer anhängig ist.

Des Weiteren kann es im Rahmen des Verfahrens zur **Beweislastumkehr** kommen. Das ist zum Vorteil des Klägers. Normalerweise muss der Kläger Beweise für die Schuld des Beklagten liefern. Wenn bei einem Verfahren allerdings der Tatbestand eines groben Behandlungsfehlers im Raum steht, kann es zur Umkehr der Beweislast führen. Das bedeutet, dass nun der Beklagte Beweise liefern muss, die seine Unschuld bezeugen. Das macht es für den Beklagten schwerer, sich zu rechtfertigen.

Außerdem kann die sogenannte **Beweiserleichterung** greifen, wonach nur stattgefunden hat, was auch dokumentiert wurde. Wenn beispielsweise keine Dokumentation über eine Aufklärung vorliegt, geht das Gericht zugunsten des Klägers davon aus, dass auch keine Aufklärung stattgefunden hat. Auch wenn eine Befunderhebung unvollständig dokumentiert wurde, kann das

Gericht zugunsten des Klägers annehmen, dass ein Befund vorlag, auf welchen der beklagte Arzt hätte reagieren müssen. In diesem Fall obliegt es dem Beklagten Beweise zu erbringen, dass keine Befunde vorlagen, die sein Handeln verändert hätten. Das macht es für den Beklagten ebenfalls schwieriger, Vorwürfe zu entkräften.

Trotz der Stärkung des Patientenrechts ist der Ausgang eines Verfahrens wegen eines vermeintlichen Behandlungsfehlers weiterhin mit einem sehr unsicheren Ausgang behaftet. Aufgrund der Komplexität der Sachzusammenhänge sind die Ergebnisse von Gutachten und Urteilen für medizinische Laien nicht immer einfach nachzuvollziehen. Wenn Sie eine gerichtliche Klärung eines möglichen Behandlungsfehlers in Erwägung ziehen, informieren Sie sich im Vorfeld mit allen zur Verfügung stehenden Mitteln über Ihre Erfolgsaussichten. Kalkulieren Sie bei Ihrer Entscheidung jedoch auch einen möglichen Misserfolg vor Gericht ein.

Einige Internetadressen mit Informationen zur Patientensicherheit und zu Patientenrechten finden Sie im Anhang.

9

Wie kann ich mit der Erkrankung leben?

Inhaltsverzeichnis

9.1 Wie gehe ich mit körperlichen
Einschränkungen um? 148
9.2 Alltag und Freizeit 150
9.3 Arbeit und Beruf 153
    9.3.1 Wann muss ich meine Erkrankung im
    Arbeitsleben anzeigen? 154
    9.3.2 Welche Hilfen kann ich am Arbeitsplatz
    erhalten? 155
9.4 GdS, GdB, MdE, was bedeutet das? 157

In diesem Kapitel erfahren Sie, wie Sie mit Einschränkungen in verschiedenen Bereichen des Lebens umgehen können.

Wenn eine Erkrankung einen chronischen Verlauf nimmt oder Folgen einer akuten Erkrankung sich nicht mehr zurückbilden, dämmert dem Betroffenen die Erkenntnis,

© Der/die Herausgeber bzw. der/die Autor(en), exklusiv lizenziert **147**
durch Springer-Verlag GmbH, DE, ein Teil von Springer Nature 2020
A. Barmeyer, *Krank, was tun?*,
https://doi.org/10.1007/978-3-662-61628-4_9

dass er möglicherweise für den Rest seines Lebens mit den Folgen der Erkrankung leben muss.

Der Prozess bis zu dieser Erkenntnis und zur Akzeptanz dieser Realität ist meist langwierig und bedarf einer intensiven Krankheitsverarbeitung. Die Betonung in dem Wort „Krankheitsverarbeitung" liegt auf dem Wortteil „Arbeit". Der Verarbeitungsprozess ist ein aktiver Vorgang, welcher vom Betroffenen den Willen zu einem Arrangement mit der Erkrankung voraussetzt. Der Wille zum Arrangement mit der Erkrankung muss sowohl emotional-seelisch als auch rational-organisatorisch umgesetzt werden.

Über die emotional-seelische Auseinandersetzung mit der Erkrankung wurde bereits in den vorherigen Kapiteln ausführlich berichtet. In diesem Kapitel soll daher vor allem das organisatorische Arrangement mit der Erkrankung besprochen werden.

9.1 Wie gehe ich mit körperlichen Einschränkungen um?

Erkrankungen können verschiedene Arten von Einschränkungen verursachen. Körperliche Behinderungen können eintreten, die bestimmte Tätigkeiten nicht mehr zulassen. Schmerzen können chronisch werden, welche entsprechende Verhaltensweisen erfordern. Manche Erkrankungen bedürfen eines strikten Ernährungsplans. Andere wiederum machen eine längere geistige Konzentration unmöglich. Wieder andere verursachen mentale Einschränkungen. Jede Beeinträchtigung erfordert daher unterschiedliche Maßnahmen.

Glücklicherweise verfügt unser Körper über eine ausgeprägte Fähigkeit, Einschränkungen, vor allem der

Bewegungsfähigkeit und der Sinne zu kompensieren. Ein Mensch, dessen führende Hand zum Beispiel nicht mehr voll einsetzbar ist, lernt, bestimmte handwerkliche Verrichtungen mit der anderen Hand durchzuführen. Ein Erblindeter lernt, sich mit dem Tastsinn und dem Gehör zu orientieren sowie mit den Fingerspitzen zu lesen. Ein Gehörloser lernt, von den Lippen abzulesen. Unser Gehirn ist so plastisch, dass es in der Not Fähigkeiten entwickeln kann, welche normale Menschen nicht haben. Um diese Fähigkeiten und Techniken erlernen zu können, kann man sich an eine Vielzahl von Schulen und Einrichtungen wenden, die sich auf die Vermittlung dieser Techniken spezialisiert haben. Internetlinks, die das Auffinden einer speziellen Schule für Seh- und Gehörgeschädigte vereinfachen, sind im Anhang aufgeführt.

Erkrankungen, die dem neurologischen, orthopädischen, rheumatologischen oder psychiatrischen Formenkreis zuzuordnen sind, werden in der Regel an den verschiedensten Einrichtungen für Physio- und Ergotherapie behandelt. Durch die Ergotherapie werden diejenigen individuellen Fertigkeiten entwickelt und geübt, die der Patient zur Bewältigung seines persönlichen Alltags benötigt. Das Ziel von Physio- und Ergotherapie ist es, eine möglichst selbstständige Lebensführung und Teilhabe am sozialen und beruflichen Leben wiederherzustellen. Bei vielen Patienten gelingt es dadurch, ein zuvor nicht für möglich gehaltenes Niveau von Selbstständigkeit wieder zu erreichen.

Wenn allerdings die kompensierenden Fähigkeiten des Körpers nicht ausreichen, sodass bestimmte Handlungen ohne technische Unterstützung nicht möglich sind, kommt es auch auf den Erfindungsreichtum des Patienten und dessen Einsatz geeigneter Hilfsmittel an, um möglichst wenige Einschränkungen im Leben hinnehmen zu müssen.

Als Betroffener sind Sie, wenn Sie eigene Lösungen für bestimmte krankheitsbedingte Behinderungen suchen, nicht allein. Es gibt unzählige Leidensgenossen, welche sich mit der gleichen Krankheit auseinandersetzen wie Sie, die die gleichen Probleme zu bewältigen hatten. Einige von ihnen haben ihre Gedanken über Lösungen im Internet veröffentlicht.

Sehr hilfreich für Tipps, wie man mit einem bestimmten Problem umgehen kann, sind die Foren der Selbsthilfegruppen. Sie sollten diese im Internet suchen. Neben Selbsthilfegruppen haben sich auch einzelne Betroffene oder Stiftungen mit solchen Problemen befasst und ihre Erfahrungen in Form von Blogs oder auf einer Internetseite veröffentlicht. Eine Auswahl interessanter Links ist im Anhang aufgeführt.

9.2   Alltag und Freizeit

Betroffene mit einer chronischen Erkrankung und Behinderte haben selbstverständlich den gleichen Anspruch, am sozialen und beruflichen Leben teilzunehmen wie Gesunde. Nicht selten gestaltet sich die Umsetzung dieses Anspruchs jedoch schwierig, da entweder die Beeinträchtigung des Betroffenen bestimmte Aktivitäten nicht mehr zulässt oder die Lokalitäten nicht für eine Teilhabe von Behinderten eingerichtet sind. Gerade in diesem Bereich besteht großer Nachholbedarf.

Alle öffentlichen Gebäude und Einrichtungen müssen barrierefrei gestaltet und mit behindertengerechten Toiletten versehen werden. Veranstaltungen müssen für Behinderte zugänglich gemacht und öffentliche Verkehrsmittel an deren Bedarf angepasst werden. Vieles hat sich schon verbessert. Dennoch sind auf diesem Feld weitere Anstrengungen vonnöten.

Behörden und engagierte Privatpersonen sind dabei stark auf die Mithilfe der Betroffenen angewiesen, da ein gesunder Mensch sich selbst mit gutem Willen die alltäglichen Probleme von Behinderten nicht vorstellen kann. Daher ist jeder Behinderte angehalten, seine Probleme öffentlich zu machen. Das kann entweder direkt bei der zuständigen Behörde oder über regionale Behindertennetzwerke der Umgebung erfolgen.

Ein weiterer Bereich, welcher für Betroffene mit chronischen Erkrankungen und Behinderte häufig einschränkend wirkt, sind **Reisen.** Nicht wenige chronisch Erkrankte sind auf einen regelmäßigen und sicheren Zugang zu medizinischen Leistungen angewiesen, z. B. wenn ein Patient alle zwei Tage eine Dialysebehandlung benötigt, wenn Medikamente regelmäßig zu bestimmten Zeiten eingenommen werden müssen oder wenn ein Blutwert regelmäßig kontrolliert werden muss. Die Verfügbarkeit medizinischer Leistungen ist für einige Betroffene Voraussetzung für die Wahl ihres Ferienziels.

Ein weiterer wichtiger Punkt bei der Wahl des Ferienziels ist die Frage, ob die Strapazen der Reise und die Aktivitäten am Urlaubsort mit der bestehenden Erkrankung toleriert werden können. Lungen- oder Herzkranke sind manchmal nicht flugtauglich. Thrombosepatienten müssen bei Fernreisen besondere Vorsichtsmaßnahmen treffen. Personen mit Immundefekten sollten möglichst keine Reisen in Länder mit eingeschränkten hygienischen Verhältnissen unternehmen. Wenn Sie sich unsicher sind, ob die Wahl ihres Reiselandes sich mit Ihrer Erkrankung verträgt, sollten Sie vor der Buchung auf jeden Fall Ihren Arzt um Rat befragen.

Selbst wenn man nicht auf regelmäßige medizinische Betreuung angewiesen ist, muss die Urlaubsplanung eines Patienten mit einer chronischen Erkrankung oder eines Behinderten detaillierter sein, als bei einem Gesunden, um möglichst unangenehme Überraschungen zu vermeiden. Wenn Sie als Betroffener eine Reise planen, sollten Sie folgende Punkte beachten:

- Nehmen Sie genügend Vorrat an Medikamenten mit, um auch bei einer erzwungenermaßen längeren Abwesenheit ausreichende Reserven zu haben.
- Transportieren Sie auf Flugreisen die notwendigen Medikamente immer im Handgepäck oder teilen Sie sie auf Koffer und Handgepäck auf. So stellen Sie sicher, dass Sie auch bei einem Verlust des Koffers zumindest eine Notration haben.
- Besorgen Sie sich einen mehrsprachigen Notfallausweis, welchen Sie ausgefüllt immer bei sich tragen sollten. Es gibt unterschiedliche Ausweise von verschiedenen Organisationen. Einen europäischen Notfallausweis kann man im Buchhandel bestellen (ISBN: 978-3-935064-31-7).
- Falls Sie Prothesenträger sind, nehmen Sie Ihren Prothesenpass mit.
- Falls Sie Medikamente einnehmen, die unter das Betäubungsmittelgesetz fallen, benötigen Sie meist eine Bescheinigung des Regierungspräsidiums über die medizinische Notwendigkeit.
- Stellen Sie außerdem sicher, dass Sie einen ausreichenden Krankenversicherungsschutz für das Ausland haben. Lassen Sie sich von Ihrer Krankenkasse eine Bescheinigung darüber ausstellen.

Ein weiteres Problem können ihre eigenen Beeinträchtigungen sein, die Sie daran hindern, bestimmte Aktivitäten zu verfolgen. Solche Einschränkungen bestehen vor allen Dingen im **sportlichen Bereich.** Ein Betroffener mit einer Hüftgelenksprothese sollte keine hüftbelastenden Sportarten ausüben. Ein Patient mit

Epilepsie darf wegen der möglichen Gefahr von Anfällen keinen Flug- oder Tauchsport ausüben. Ein Patient mit Herzschwäche sollte kein Bodybuilding betreiben.

Allerdings gibt es eine Vielzahl von Sportarten, welche alternativ betrieben werden können. Somit steht für Betroffene mit leichten Behinderungen ein breites sportliches Angebot zur Verfügung. Auch für Behinderte mit stärkeren Einschränkungen steht eine ganze Palette an Sportmöglichkeiten zur Verfügung, die sowohl für den Hobbysportler als auch für den leistungsorientierten Sportler attraktiv sind. Ein Großteil des Sportangebotes wird unter der Schirmherrschaft des **Deutschen Behindertensportbundes** (DBS) in regionalen Vereinen betrieben. Derzeit sind über 600.000 Sportler im DBS organisiert. Über den DBS kann der Interessierte Kontakt zu den Landesverbänden und Informationen über regionale Angebote erhalten. Der Internetlink des DBS ist im Anhang aufgeführt.

9.3 Arbeit und Beruf

Eine Erkrankung stellt den Betroffenen nicht nur vor Schwierigkeiten im privaten Leben. Sie kann auch eine Vielzahl an Einschränkungen im Berufsleben mit sich bringen.

Ein Diabetiker muss stets zu bestimmten Zeiten seine Mahlzeiten einnehmen. Fließbandarbeit ist für ihn daher kaum möglich. Ein Polizist kann aufgrund einer orthopädischen Erkrankung keinen Außendienst mehr verrichten. Ein an Epilepsie Erkrankter ist von Nachtdiensten ausgeschlossen. Eine Krankenschwester darf aufgrund einer Allergie bestimmte Schutzhandschuhe nicht mehr benutzen.

Die möglichen beruflichen Einschränkungen sind so vielfältig wie die Anforderungen durch den Beruf. Denn, nicht jede Erkrankung trifft die Betroffenen in ihrem Beruf auf gleiche Weise. Eine Allergie gegen Gummihandschuhe wird den Büroarbeiter nicht so behindern wie eine Krankenschwester. Das Einhalten fester Mahlzeiten ist für einen Innendienstler einfacher als für einen externen Arbeitnehmer zu bewerkstelligen. Daher ist nicht jede Erkrankung von jedem Arbeitnehmer gleich zu behandeln.

9.3.1 Wann muss ich meine Erkrankung im Arbeitsleben anzeigen?

Nicht jede krankheitsbedingte Einschränkung muss dem Arbeitgeber mitgeteilt werden. Wenn die Erkrankung die für den Beruf notwendigen Fähigkeiten nicht beeinträchtigt, ist der Arbeitnehmer nicht verpflichtet, diese seinem Arbeitgeber anzugeben.

Das gleiche gilt auch für Bewerbungsgespräche. Auch hier besteht **keine Mitteilungspflicht** über Erkrankungen, die die berufliche Tätigkeit nicht beeinflussen. Wie offen ein Arbeitnehmer eine Erkrankung seinem Arbeitgeber mitteilt, hängt oft vom Verhältnis zwischen den Berufspartnern ab. Bei einem persönlichen vertrauensvollen Verhältnis bestehen geringere Hemmungen über die eigene Erkrankung zu berichten als in einem anonymen Arbeitsverhältnis. Wenn Ihre chronische Erkrankung für den beworbenen Arbeitsplatz voraussichtlich keine Einschränkungen bedeutet, sollten Sie Ihre Krankheit in einem Bewerbungsgespräch nicht erwähnen. Denn die Sorge eines Personalleiters ist groß, dass es bei Mitarbeitern mit chronischen Erkrankungen zu Ausfallzeiten und Einschränkungen in der Einsetzbarkeit kommen könnte. Bei der Verfügbarkeit eines gesunden, mit Ihnen konkurrierenden Mitbewerbers wird sich der Personalchef daher häufig nicht für Sie als Bewerber entscheiden.

> Mindern Sie nicht Ihre Chancen, indem Sie im Bewerbungsgespräch Ihre Krankheit erwähnen.

Wenn jedoch Einschränkungen durch Ihre Erkrankung den Arbeitsablauf beeinträchtigen oder gar die Betriebssicherheit gefährden könnten, macht sich ein erkrankter Arbeitnehmer strafbar, wenn er seine Erkrankung gegenüber dem Arbeitgeber verheimlicht.

Sollten Sie somit über die Auswirkungen Ihrer Erkrankung auf Ihr Berufsleben verunsichert sein, wenden Sie sich an den Betriebsarzt Ihres Unternehmens. Dieser ist zur Verschwiegenheit gegenüber Ihrem Arbeitgeber verpflichtet, solange Ihre Erkrankung keine negativen Auswirkungen auf Ihr Berufsleben hat. Er ist in der Lage abzuschätzen, ob durch Ihre Erkrankung eine Beeinträchtigung oder sogar Gefährdung am Arbeitsplatz besteht und er kann an Lösungen mitarbeiten.

9.3.2 Welche Hilfen kann ich am Arbeitsplatz erhalten?

Krankheitsbedingte Einschränkungen im Berufsleben verpflichten nicht nur den Arbeitnehmer zu Offenheit. Sie verpflichten auch den Arbeitgeber zu Hilfen. Dieser muss sich arbeitnehmerfreundlich und sozialverträglich festlegen, wie ein Arbeitnehmer einzusetzen ist, der krankheitsbedingt seine bisherigen Aufgaben nicht mehr in seinem früheren Maße erfüllen kann.

Jeder Arbeitgeber hat ein großes Interesse daran, eine für beide Seiten einvernehmliche Lösung zu finden, da die Hürden für eine krankheitsbedingte Kündigung hoch sind. Bezüglich der drei Voraussetzungen, die bei einer krankheitsbedingten Kündigung zu beachten sind, verweise ich auf das Abschn. 3.3. Drei Bedingungen müssen durch den Arbeitgeber vor einem Arbeitsgericht belegt werden, wenn die Kündigung Erfolg haben soll:

- Die Prognose für die Gesundheit des Arbeitnehmers ist ungünstig. Eine ausreichende Verbesserung der Gesundheit ist nicht zu erwarten.
- Durch die beruflichen Einschränkungen des Arbeitnehmers sind die betrieblichen Abläufe erheblich gestört.
- Nach Abwägung der Interessen des Arbeitgebers und Arbeitnehmers müssen die Interessen des Arbeitgebers überwiegen.

Mittlerweile hat auch der Europäische Gerichtshof 2013 die Rechte von chronisch erkrankten Arbeitnehmern in einem Grundsatzurteil (AZ: C-335/11 und C-337/11) mit der Feststellung gestärkt, dass eine Erkrankung, die den Erkrankten über einen längeren Zeitraum nicht voll am Arbeitsleben teilhaben lässt, als Behinderung anzusehen ist.

> Somit stehen chronisch Erkrankten die gleichen Rechte und der gleiche Schutz zu, wie behinderten Menschen.

Daher versuchen Betriebe in der Regel, für den erkrankten Arbeitnehmer eine Beschäftigung zu finden, die er trotz seiner Einschränkung ausüben kann.

Aber auch Sie als betroffener Arbeitnehmer können erfolgreich bei der Suche nach einem behindertengerechten Arbeitsplatz mitwirken.

Lassen Sie sich von Ihrem Arzt ein Attest ausstellen, in dem Ihre Beeinträchtigungen aufgeführt sind. Informieren Sie den Betriebsarzt unter Vorlage des Attestes von Ihrer Erkrankung und Ihren speziellen Funktionseinschränkungen. Die Aufgabe des Betriebsarztes ist es dann, Ihre Belange an Ihrem Arbeitsplatz zu vertreten. Somit kann der Betriebsarzt für Sie in Zusammenarbeit mit dem Arbeitgeber ein Arbeitsplatzkonzept entwickeln, das Ihr persönliches Leistungsprofil mit dem Anforderungsprofil Ihres Arbeitsplatzes abgleicht und Lösungen anbietet, die bisher unerreichbar waren. Solche Lösungen können unterschiedlicher Art sein, wie zum Beispiel die Umgestaltung des Arbeitsplatzes nach Ihren gesundheitlichen Bedürfnissen, die Zuteilung anderer Aufgabengebiete oder eine Umschulung, um Fertigkeiten eines weniger belastenden Berufes zu erwerben.

Sie können außerdem Kontakt zu der Schwerbehindertenvertretung aufnehmen. Auch diese ist zur Verschwiegenheit gegenüber Ihrem Arbeitgeber verpflichtet. Hier können Sie klären lassen, ob Grundsätze des Schwerbehindertenrechts, die für Ihren Arbeitsplatz bedeutsam sind, für Sie infrage kommen.

9.4 GdS, GdB, MdE, was bedeutet das?

Wenn eine Erkrankung eine dauerhafte Beeinträchtigung verursacht hat, kann das Ausmaß der Beeinträchtigung bemessen und in Maß und Zahl angegeben werden. Dabei ist zu unterscheiden, in welchem Rechtsrahmen Maß und Zahl erhoben worden sind.

Bestehen Ansprüche nach dem „Sozialen Entschädigungsrecht", gilt der **„Grad der Schädigungsfolgen"**

(GdS). Er stellt ein Maß für die Beeinträchtigung durch eine bestimmte Schädigung dar. Der GdS bewertet somit Einschränkungen, die eine bestimmte Schädigungsursache voraussetzen.

Die Bezeichnung **„Grad der Behinderung"** (GdB) bewertet die allgemeine Einschränkung, die unabhängig von der Ursache eingetreten ist. Die GdB kommt im Rahmen des „Schwerbehindertengesetzes" zum Einsatz und wird zur Bemessung des Nachteilsausgleichs von Behinderten eingesetzt.

Die Höhen von GdS und GdB werden nummerisch in Zahlen zwischen 10 und 100 angegeben, wobei 100 der schwersten Beeinträchtigung entspricht. Der GdB ist stets so hoch wie der GdS, kann aber bei zusätzlichen Einschränkungen, die nicht bei der Bemessung der GdS zählen, durchaus den GdS überschreiten. Die Bemessung von GdS und GdB erfolgt durch Gutachter, welche sich an den „Versorgungsmedizinischen Grundsätzen" aus der Versorgungsmedizinverordnung (VersMedV 2009) orientieren müssen.

Im Rahmen des sozialen Entschädigungsrechts besteht bei dem Vorliegen eines GdS ein Anspruch auf eine Reihe von Leistungen, die in ihrer Höhe gestaffelt anerkannt werden:

- Heilbehandlung, Krankenbehandlung
- Beschädigtenrente (insbesondere Grundrente, Ausgleichsrente, Schwerbeschädigtenzulage und Pflegezulage)
- Leistungen der Kriegsopferfürsorge
- Berufsschadensausgleich
- Bestattungsgeld, Sterbegeld
- Hinterbliebenenrente.

Im Rahmen des Schwerbehindertengesetzes besteht bei Vorliegen eines GdB ebenfalls ein Anspruch auf verschiedene

Vergünstigungen, welche gestaffelt nach der Höhe des GdB anerkannt werden können.

Ab einem GdB von 50 spricht man von **Schwerbehinderung.** Hierdurch erhält der Betroffenen ein Anrecht auf bestimmte Leistungen. Dazu gehören zum Beispiel Leistungen für eine sportliche Betätigung, für eine bessere Integration ins Berufsleben, Leistungen des finanziellen Ausgleichs, Vergünstigungen im privaten und öffentlichen Verkehr und besondere Rechte im Versicherungswesen. All diese Leistungen haben zum Ziel, die Nachteile auszugleichen, denen behinderte Menschen aufgrund ihrer Einschränkungen im sozialen und beruflichen Leben ausgesetzt sind.

Wenn Sie einen Antrag auf einen **Schwerbehindertenausweis** stellen wollen, müssen Sie sich an Ihre Kommune wenden. Die Antragsformulare erhalten Sie bei der zuständigen Behörde, den Behindertenverbänden und den Vertretungen für schwerbehinderte Menschen in Betrieben und Dienststellen. In einigen Ländern und Kommunen können solche Anträge auch bereits online gestellt werden. Nach einer positiven gutachterlichen Prüfung Ihres Antrags erhalten Sie dann den Schwerbehindertenausweis zugestellt. Ist Ihr Behindertenstatus nicht von vornherein eindeutig, kann es geschehen, dass Sie persönlich zu einer medizinischen Untersuchung eingeladen werden.

Die ursprünglich für alle Behinderten geltende Bezeichnung „**Minderung der Erwerbsfähigkeit**" (MdE) wird nur noch im Rahmen der gesetzlichen Unfallversicherung verwendet. Tritt im Rahmen der Arbeit eine Verletzung oder eine Berufskrankheit ein, so wird die damit verbundene Einschränkung auf dem allgemeinen Arbeitsmarkt durch einen Gutachter nach der MdE bemessen und durch eine Verletztenrente kompensiert.

Anhang: Liste nützlicher Internetadressen

Im Folgenden finden Sie die wichtigsten Internetseiten zu den unterschiedlichen Themenbereichen.

Internetseiten zur Suche von Arztbewertungen

Arzt-Auskunft	www.arzt-auskunft.de
Arztbewertung	arztbewertung.net
Docinsider	www.docinsider.de
Esando	www.esando.de
Imedo	www.imedo.de
Jameda	www.jameda.de
Sanego	www.sanego.de
TopMedic	www.topmedic.de
VEDK	www.vdek-arztlotse.de
Weiße Liste	www.arzt-weisse-liste.de
medfuehrer	www.medfuehrer.de

© Der/die Herausgeber bzw. der/die Autor(en), exklusiv lizenziert durch Springer-Verlag GmbH, DE, ein Teil von Springer Nature 2020
A. Barmeyer, *Krank, was tun?*,
https://doi.org/10.1007/978-3-662-61628-4

Internetseite zur Suche nach Patientenberatung

Unabhängige Patientenberatung	www.unabhaengige-patientenberatung.de

Internetadressen zur Suche von Selbsthilfegruppen

Nationale Kontakt- und Informationsstelle zur Anregung und Unterstützung von Selbsthilfegruppen	www.nakos.de
SELBSTHILFEinter@ktiv	www.selbsthilfe-interaktiv.de
Deutsche Arbeitsgemeinschaft Selbsthilfegruppen e.V	www.dag-shg.de
Koordination für die Selbst- hilfe-Unterstützung in NRW	www.koskon.de
SELBSTHILFENETZ.DE	www.selbsthilfenetz.de
inGangSetzer	www.in-gang-setzer.de
Schon mal an die Selbsthilfe- gruppen gedacht?	www.schon-mal-an-selbsthilfe-gruppen-gedacht.de
BAG Selbsthilfe	www.bag-selbsthilfe.de

Internetadresse zur Suche von Psychotherapeuten

therapie.de	www.therapie.de

Internetseiten zur Suche von Schulen für Sehbehinderte und Gehörlose

Sehbehinderung	www.sehbehinderung.de
Hörbehinderung	www.schwerhoerigenforum.de

Internetseiten mit Hilfetipps für Menschen mit unterschiedlichen Behinderungen

eigude (Tetraplegie)	www.eigude.de
Behindertenparkplatz	www.behindertenparkplatz.de
Bund behinderter Blogger	www.bloggerbund.de
myhandycap	www.myhandicap.de

eigude (Tetraplegie)	www.eigude.de
Club Behinderter und ihrer Freunde	www.cebeef.com
Behinderten Forum	www.behinderten-forum.de
Rolling Planet	www.rollingplanet.net
Behinderung	www.behinderung.org
Behindert barrierefrei	www.behindert-barrierefrei.de

Internetseite zur Suche nach Behindertensport

| Deutscher Behindertensportverband | www.dbs-npc.de |

Internetseiten zur Suche nach Hilfe für Patientensicherheit / Patientenrechte

Aktionsbündnis Patientensicherheit	www.aktionsbuendnis-patientensicherheit.de
Bundesministerium für Gesundheit	www.bmg.bund.de
Unabhängige Patientenberatung	www.patientenberatung.de
Bundesarbeitsgemeinschaft der PatientInnenstellen	www.bagp.de
Deutscher Patientenschutzbund e.V.	www.dpsb.de

Internetseiten mit Hinweisen für die Themen Gesundheitsvorsorge, Betreuung, Patientenverfügung

Bundesministerium der Justiz und für Verbraucherschutz	www.bmjv.de/SharedDocs/Publikationen/DE/Patientenverfuegung.pdf
Bundesministerium der Justiz und für Verbraucherschutz	https://www.bmjv.de/DE/Themen/VorsorgeUndPatientenrechte/Betreuungsrecht/Betreuungsrecht_node.html
Zentrum für medizinische Ethik Bochum	www.ethikzentrum.de/patientenverfuegung

Stichwortverzeichnis

A

AHB (Anschlussheilbe-
  handlung) 116
Allgemeinarzt 26
Anamnese 10
Anschlussrehabilitation 116
Arbeitsunfähigkeit 61
Aufklärung 21
Auskultation 15

B

Beamtenbeihilfe 72
Befindlichkeitsstörung 3
Behandlungsfehler 140
Betreuung 131
Beweiserleichterung 145
Beweislastumkehr 145

C

Compliance 87

D

Diagnosefindung 10

E

Entgeltfortzahlung 72

F

Fachabteilung 29
Facharzt 28

© Der/die Herausgeber bzw. der/die Autor(en), exklusiv lizenziert
durch Springer-Verlag GmbH, DE, ein Teil von Springer Nature 2020
A. Barmeyer, *Krank, was tun?*,
https://doi.org/10.1007/978-3-662-61628-4

G

GdB (Grad der Behinderung) 158
GdS (Grad der Schädigungsfolge) 157
Gutachten 142

H

Hausarzt 25
Heilmethode, alternative 99
Hypochondrie 53

I

informed consent 21
Inspektion 14
Internet 43

K

Kontrolltermin 115
Krankengeld 72
Krankenhaustagegeld 75
Krankentagegeld 73
Krankenversicherung
    gesetzliche 67
    private 67
Krankheit 2
Kündigung 63
Kündigungsschutzklage 65

L

Laboruntersuchung 17
Lohnfortzahlung 62

M

MdE (Minderung der Erwerbsfähigkeit) 159
MDK (Medizinischer Dienst der Krankenkasse) 143
Methode
    invasive 19
    nichtinvasive 19

N

Nachfolgebehandlung 115

P

Palpation 15
Patientenverfügung 133
Perkussion 15
Psychotherapeut 98

R

Rehabilitation 116
Religion 112

S

Schlichtungsstelle 142
Schwerpunktabteilung 30
Selbsthilfegruppe 107
Spezialisierung 25
Spiritualität 112

T

Therapie, physikalische 105

U

Untersuchung
  apparative 18
  körperliche 14

V

Vollmacht 127

Z

Zweitmeinung 49

Printed in the United States
By Bookmasters